Prof. em. Prof. Dr. med. habil. Karl Hecht

# Schöpferische Visualisierung
## Gesundsein, Lebensqualität, Gelassenheit

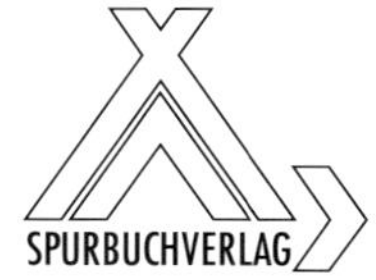

# Schöpferische Visualisierung

## Gesundheit, Lebensqualität, Gelassenheit

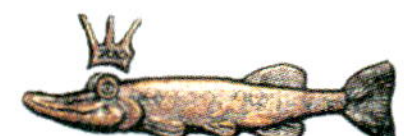

Prof. em. Prof. Dr. med. habil. Karl Hecht

**Bibliografische Information der Deutschen Nationalbibliothek**

Die Deutsche Nationalbibliothek verzeichnet diese Publikation in der Deutschen Nationalbibliografie; detaillierte bibliografische Daten sind im Internet über http://dnb.d-nb.de abrufbar.

1. Auflage September 2012

info@spurbuch.de, www.spurbuch.de

**Ausführung:** pth-mediaberatung GmbH, Würzburg
**Umschlaggestaltung und Layout:** Andreas Stößel

**ISBN 978-3-88778-371-6**

Weitere Bücher zu den Themen Gesundheit und Alternative Medizin finden Sie unter **www.spurbuch.de.**
Fordern Sie auch unser Gesamtprogramm „Aktiv & Gesund leben“ an – im Internet oder unter **info@spurbuch.de.**

# Inhalt

## Danksagung

Frau Anke Dahmen besorgte, wie bereits bei meinen früher erschienenen Büchern, die technische Ausführung auch dieses Buches. Dafür und für das kreative Mitwirken möchte ich meinen von Herzen kommenden Dank aussprechen.
Dem Spurbuchverlag, vor allem Herrn Klaus Hinkel, danke ich für die vorzügliche schöpferische Zusammenarbeit. Ganz besonders möchte ich meiner lieben Frau Elena meinen Dank aussprechen, die mir in Gesprächen viele Erkenntnisse aus der russischen Fachliteratur und der russischen Volksmedizin vermittelte.

Karl Hecht 2012

*„Ein Bild sagt mehr als 1.000 Worte."*

*(Alte chinesische Redewendung)*

## Wichtiger Hinweis

Jeder Mensch auf unserem Planeten stellt eine individuelle Einzigartigkeit dar, selbst eineiige Zwillinge sind jeder für sich eine Einzigartigkeit, weil die Persönlichkeit des Menschen durch die Epigenetik geprägt wird. Daraus ergibt sich, dass die Lebenswissenschaften, die den Menschen beschreiben, wie die Medizin, Psychologie, Soziologie, Pädagogik und Gesundheitswissenschaften auf das Individuum ausgerichtete Disziplinen sind. Daran ändert sich auch nichts, wenn man heute versucht, mit statistischen Zwängen und Tricks den Menschen vereinheitlichen zu wollen.

Alle in diesem Buch dargelegten Methoden und ihre Effekte sind aus der Erfahrungsmedizin, der Psychologie und Physiologie bekannt und belegt. Da aber die Menschen ihre individuelle Einzigartigkeit besitzen, könnte es sein, dass der eine hoch effektiv auf meine Vorschläge anspricht, ein anderer dagegen nur das Versagen bescheinigen kann. Das ist aber normal. Deshalb können Autor und Verlag für die gegebenen Empfehlungen keine Gewähr übernehmen. Beratungen mit entsprechenden Vertretern der Heilberufe sollten unbedingt genutzt werden.

# Zur inneren und äußeren visuellen Wahrnehmung des Menschen

## Die sinnliche Wahrnehmung des Menschen

Die sinnliche Wahrnehmung des Menschen stellt eine Verbindung zwischen Außen- und Innenwelt dar. Der Mensch kann sehen, hören, riechen, schmecken, tasten. Er kann auch seine Stellung im Raum beurteilen, was als Gleichgewichtswahrnehmung bezeichnet wird. Die Sinnesorgane nehmen Reize aus der Umwelt, aber auch aus unserem Inneren wahr. Sie sind Vermittler zwischen Außenwelt und Gehirnfunktionen. Die Sinneswahrnehmungen sind eng mit dem Emotionszentrum verbunden, z.B. können Gerüche für den Menschen angenehm sein, Freude, Lust und Frohsinn auslösen, jedoch auch Ekel und Abneigung.
Der Tastsinn vermittelt uns Zärtlichkeit bei Berührungen und Streicheln, wodurch Oxitocin stimuliert und eine Summe von angenehmen Gefühlen ausgelöst wird. Das Händchenhalten oder das Auflegen der Hand auf den Körper eines Anderen kann beruhigen. Druck kann Schmerzen bereiten.

## Die Visuelle Wahrnehmung des Menschen

Das Sehen, die visuelle Wahrnehmung, ist für den Menschen die wichtigste Sinnesfunktion. Im Durchschnitt sollen mehr als zwei Drittel aller Informationen über die visuelle Wahrnehmung realisiert werden. Der Ausfall dieser Sinneswahrnehmung, also die Blindheit, schränkt die Lebensqualität der Betroffenen erheblich ein. Blinde benötigen gewöhnlich Hilfe, um sich in ihrer Umgebung zurecht zu finden. Sie können aber Wahrnehmungen mit dem Tastsinn ausgleichen. Dies geschieht z.B. durch das Lesen der Blindenschrift mit den Fingern. Das visuelle und das Tastsinn-System sind über das Gehirn funktionell eng miteinander verbunden.

Die visuelle Wahrnehmung erfolgt nämlich nicht durch die Augen, sondern durch das Gehirn. Die visuelle Wahrnehmung vermittelt den Menschen eine Fülle von Eindrücken, die seine positiven Emotionen anregen. Es können aber auch negative

Emotionen ausgelöst werden. Dabei spielt gewöhnlich die geistige Bewertung des „Bilds“ eine bedeutsame Rolle. Das Sehen ist ein perfektes Zusammenspiel zwischen Augen- und Gehirnfunktionen.
Ich erinnere mich an ein Gedicht, welches ich in der ersten Klasse kennen gelernt habe: Ein Bauer geht Sonntags mit seinem Sohn am Rande seines Getreidefelds spazieren und sieht viel Unkraut zwischen dem Getreide blühen und er denkt dabei: „Oh, dieses Unkraut ist ein Wahn, das hat bestimmt der böse Feind getan.“ Im nächsten Augenblick hält ihm sein kleiner Sohn an der Hand und sagt: „Schau, Vater, diese Pracht, die hat bestimmt der liebe Gott gemacht.“

So verschieden können Menschen dasselbe Objekt erleben und bewerten. Sehen ist ein emotionelles Erlebnis mit subjektiver Bewertung. Folglich spielen Denkprozesse, Emotionen, Vorstellungen und Fantasien beim Sehen eine Rolle.

Überprüfen Sie bitte Ihre Fantasie und Ihr Vorstellungsvermögen an sogenannten Kipp- oder Fixierbildern.

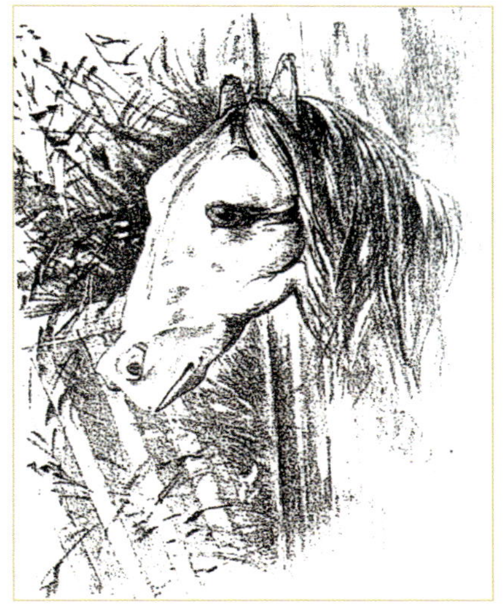

**Abbildung 1:**
Zwei Tiere in einem Bild? Wo ist das zweite Tier?
[nach Menkhoff 2007]
Drehen Sie bitte dieses Bild in Uhrzeigerrichtung (rechts) und Sie finden das zweite Tier: einen Frosch.

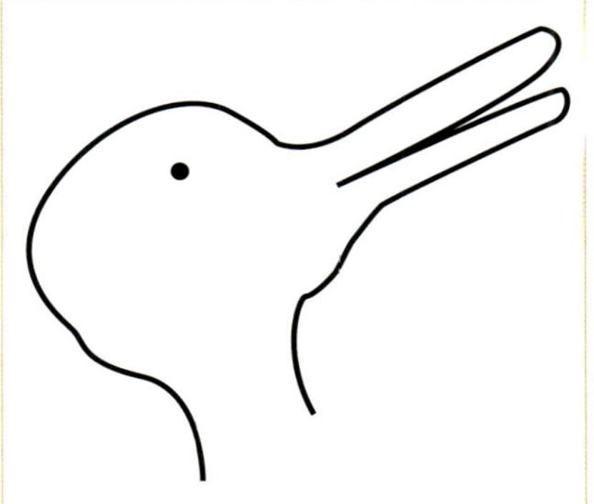

**Abbildung 2:**
Hase oder Ente?
Betrachten Sie bitte diese Zeichnung. Die Frage ist: Hase oder Ente?
Wie Sie auf dem nachfolgenden Bild sehen, kann man aus der Zeichnung sowohl eine Ente als auch einen Hasen erkennen. Aber versuchen Sie es noch mit einem anderen Bild. (siehe Abb. 3)

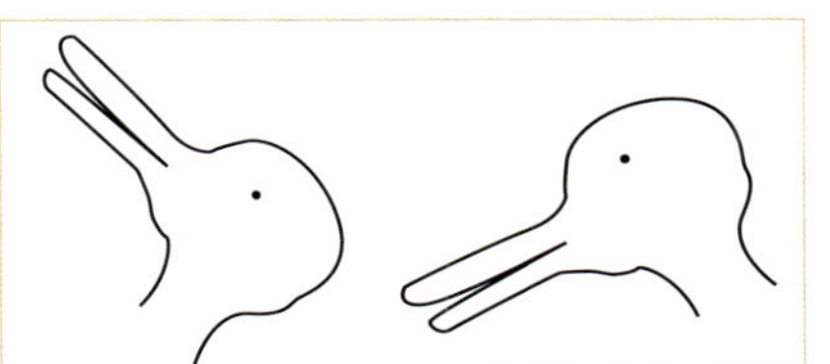

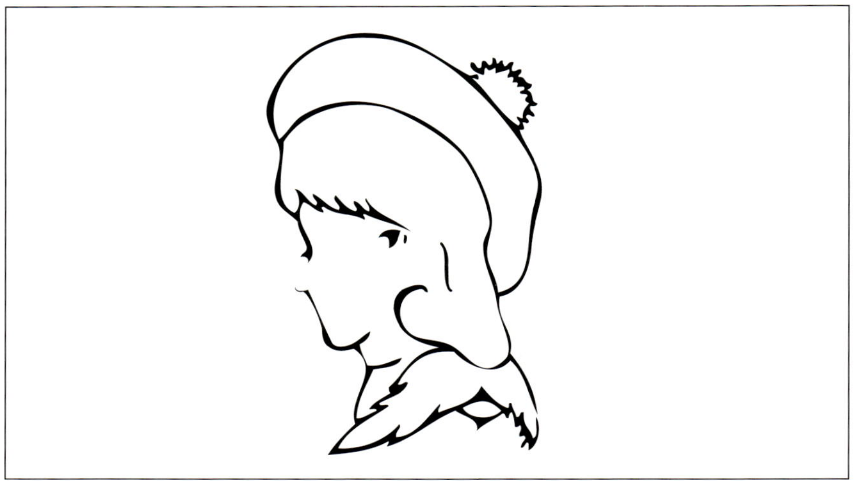

**Abbildung 3:** Vater, Mutter und Tochter in einem Bild? [Kofler 2001] In diesem Bild sind zeichnerisch drei Personen (Vater, Mutter, Tochter) eingefügt. Sie werden wahrscheinlich zuerst die junge Dame erkennen. Der Schnurrbart hilft Ihnen vielleicht den Vater aus dem Bild zu verifizieren. Die Mutter lässt sich schon viel schwerer erkennen. Nun versuchen Sie bitte alle drei auf einmal zu Gesicht zu bekommen. Es geht nicht! Bewertung und Einengung des Bewusstseins bei der visuellen Wahrnehmung sind immer mit im Spiel. Im Fall der Figur Vater, Mutter, Tochter sehen Sie nur das, was Sie sehen wollen. Sie sind sogar zum Selektieren gefordert, um eine der drei Figuren richtig zu erkennen. So ist es aber auch im alltäglichen Leben. Hierbei gehen die Erfahrungen in das Sehen (visuellen Wahrnehmung) mit ein. Siehe: der Bauer und sein Sohn.

## Menschliches Bewusstsein und Visuelle Wahrnehmung

Bei der Betrachtung des Drei-Personen-Bilds können Sie tun, was Sie wollen, Sie werden immer nur eine Person fixieren können. Ein gleichzeitiges Wahrnehmen aller drei Personen in diesem Bild ist nicht möglich. Sie müssen sich sogar sehr konzentrieren, um eine Person genau wahrzunehmen.

Dies ist der Effekt des bewussten Wahrnehmens. Das Bewusstsein bewirkt die Einengung des Wahrnehmungsfensters und ermöglicht dadurch eine exakte Informationsverarbeitung und das genaue Erkennen und emotionelle Bewerten der Wahrnehmungen aus der Umwelt.

Dass Bewusstsein und alle nachgenannten Erscheinungen: Wahrnehmung, Emotionen, Erkennen, Verstehen, Verarbeitung von Informationen sind geistig-emotionelle Vorgänge, die, neben anderen wie z.B. Vorstellungen, Fantasien, Willen, Denken, Erfahrungen, das Wesen der Menschen charakterisieren und bestimmen. Neben dem Bewusstsein gibt es noch das Unbewusstsein (häufig auch als Unterbewusstsein bezeichnet). Das Unbewusstsein gestattet dem Menschen, Ereignisse nicht bewusst wahrzunehmen und Handlungen/Tätigkeiten ohne Bewusstsein zu vollziehen.

Das unbewusste Wahrnehmen und Tätigsein geschieht auf der Grundlage von Erfahrungen und unwillkürlich oder willkürlich Erlerntem. Wenn Sie Radfahren erlernt haben, geht das von selbst. Sie brauchen an nichts mehr zu denken. Das gleiche ist beim Erlernen des Schwimmens oder Autofahrens gegeben. Wenn sie alle technischen Griffe des Autofahrens beherrschen, brauchen Sie nicht mehr an das Schalten zu denken, sondern können sich auf die Straße und Verkehrsschilder bewusst konzentrieren. Erfahrungen werden im Unbewusstsein gesammelt.

Es gibt auch die Möglichkeit, dass Sie parallel zwei Ereignisse wahrnehmen. Durch Einengung des Wahrnehmungsfensters nehmen Sie nur eines dieser Ereignisse bewusst wahr; das andere geht in das Unbewusstsein ein. Wenn Sie nun nach einer Zeit mit diesem anderen Ereignis konfrontiert werden und es bewusst wahrnehmen, dann fragen Sie sich, wo Sie dieses Ereignis schon einmal erlebt haben, weil es Ihnen bekannt vorkommt.

Es ist auch möglich, dass Ihnen ein am Tage unbewusst aufgenommenes Ereignis oder ein Gegenstand im Traum erscheint. Dazu ein Beispiel. In dem Flur eines Hauses war die Kugellampe zerschlagen worden. Ein Mann ging täglich daran vorbei, wenn er zu seiner Wohnung gelangte.
Eines Morgens erzählte er seiner Familie, er habe geträumt, dass diese zerschlagene Kugelleuchte durch eine Lampe in Form eines Tannenzapfens erneuert worden war. Die Familie lachte und sagte ihm, dass diese Tannenzapfenleuchte schon eine Woche lang bestehe.

Er hatte sie immer nur unbewusst wahrgenommen und nun in einem Traum bewusst erlebt.

Nach dem jetzigen Erkenntnisstand

- werden 95 % aller Informationen über das Unbewusstsein realisiert,
- wirken Bewusstsein und Unbewusstsein eng verknüpft miteinander bei der Realisierung geistiger Prozesse,
- dominieren im Bewusstsein geistige Prozesse wie Wille, Vorstellung, Fantasie, Intuition, Gedächtnis, Wahrnehmung. Im Unbewusstsein dominieren emotionelle Prozesse, z.B. in Form von positiven Emotionen, Freude, Liebe, Gelassenheit, Friede, Glaube, Zuversicht, Hilfsbereitschaft, Empathie oder auch als negative Emotionen wie z.B. Ärger, Angst, Aggressivität, Habgier, Neid, Wut, Unruhe, Verspannung.

Man kann postulieren [nach Warnke 2011]: Meine Persönlichkeit „plus Bewusstsein ist mein denkender Geist, meine Vernunft, mein Intellekt“. Meine Persönlichkeit plus Unbewusstsein „ist meine Seele, meine Gefühlswelt“. Letzteres ist der „weit überwiegende Teil dessen, was die Persönlichkeit des Menschen kennzeichnet. (Ich verwende Gefühle und Emotionen als Synonyme.)

# Die Psyche des Menschen

Geist und „Seele" werden als Psyche bezeichnet. Psyche ist abgeleitet von dem griechischen Verb psychein = Hauch, Atem, Leben. Der Psyche wird der Körper (man könnte auch sagen die Materie des Menschen) gegenübergestellt. Diese falsche dualistische Auffassung (die leider heute noch die moderne Medizin beherrscht) wurde von René Descartes (1596-1650), einem französischen Philosophen, postuliert. Dabei bestand damals und besteht heute noch die Vorstellung, dass man Geist und Seele des Menschen nicht erfassen, messen, lokalisieren oder materiell verifizieren kann; somit existieren diese nicht und können nicht Gegenstand der naturwissenschaftlichen Menschbetrachtung bzw. der medizinischen Therapie und Diagnostik sein. Das soll nur der Körper, also die Materie sein. Dieser wird heute wie früher im Detail, aber nicht ganzheitlich naturwissenschaftlich „erforscht". Das ist aber der größte Irrtum, den die Medizin begeht. Man kann die wichtigsten Funktionen und Eigenschaften des Menschen nicht einfach ignorieren und so tun, als ob es sie nicht gäbe. Das hat mit Wissenschaft nichts zu tun.

Wissenschaftliche Koryphäen sehen das so: „So entstand die absurde Abspaltung der heutigen Medizin in Ärzte und Kliniken für Körper ohne Seelen auf der einen Seite und in Therapeuten und Neurosekliniken für Seelen ohne Körper auf der anderen Seite ..." [Uexküll und Wesiak 1990 in Psychosomatische Medizin].

„Wir sind heute an dem Punkt, an dem wir das Leben als Ganzes studieren müssen, wenn wir ein gültiges Bild von unserer Welt haben wollen. Das können wir mit den gegenwärtigen Methoden nicht leisten. Die Verantwortung vor dem Lebendigen, vor den leidenden Patienten, verbietet die Übertragung des Kausalschemas aus der Physik, der bisherigen Leitwissenschaft. Lebenswissenschaft kann niemals partikular sein. Sie ist immer ganzheitlich. Mag sein, dass sie dann von den so genannten exakten Wissenschaften belächelt und nicht für voll genommen wird. Das müssen wir auf uns nehmen, denn wir haben es mit Lebendigem zu tun. Für das wir Verantwortung tragen. Wir müssen uns endlich vom Gängelband der physikalischen Wissenschaften befreien, um eine gültige Lebenswissenschaft betreiben zu können." [Friedrich Cramer, ehemaliger Direktor des Max-Planck-Instituts für Experimentelle Medizin und Genforscher. In: Psychologie Heute 9/2000, S. 28-32; Interview: „Wir haben in der Genforschung einen falschen Ansatz"] Die Naturwissenschaft ist nicht fähig, dass ganze Menschliche zu beschreiben und zu erforschen. Sie ignoriert, dass der Körper, die Materie vom Bewusstsein, von der Psyche (Geist und Emotionen) gesteuert und reguliert wird.

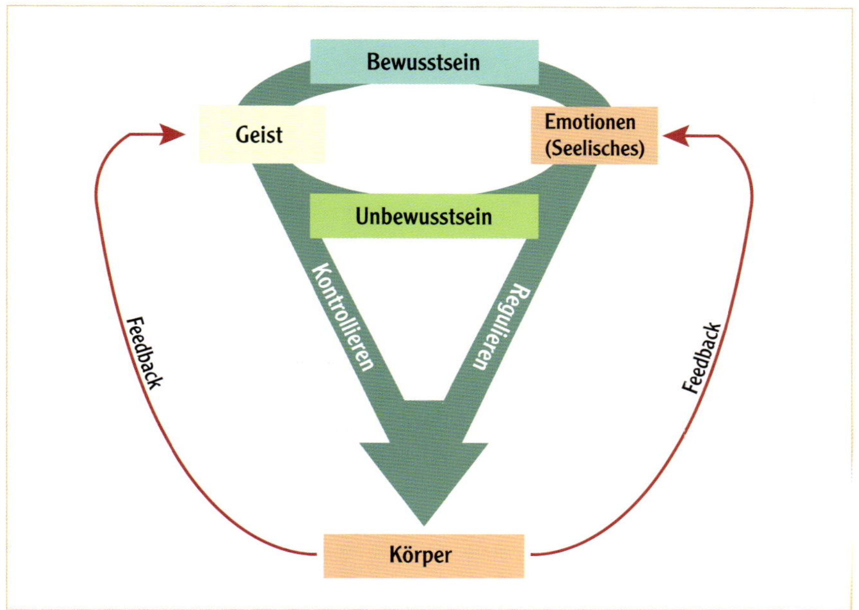


**Abbildung 4:** Das reale Lebensschema des Menschen: Bewusstsein, Geist, Emotionen und Unbewusstsein steuern die Materie des Körpers

Dieser reale Funktionsmechanismus des menschlichen Lebens ist, dass Geist und Emotionen, Bewusstsein Unterbewusstsein die materiellen Prozessen des Körpers beeinflussen und steuern.

Man kann diese Prozesse zwar nicht messen, aber deren Folgen. Jede Emotion beeinflusst die vegetativen Funktionen; jeder Gedanke kann den Blutdruck verändern; Ärger kann uns Magenbeschwerden bescheren („vor Ärger läuft die Galle über" ist eine bekannte Redewendung).

Um das bisher dargelegte noch besser zu verstehen, muss man folgendes wissen. Kybernetisch (regulationstechnisch) gesehen ist der Mensch mit seiner Psyche und seiner Materie ein offenes Regulationssystem, welches nur funktioniert, wenn es sich mit der Umwelt, mit dem Umfeld, mit der sozialen Gesellschaft zu einem Ganzen schließt. Um das zu bewerkstelligen, ist ein Informationsaustausch erforderlich. Ansonsten wäre der Mensch nicht lebensfähig. Der Informationsaustausch vollzieht sich ausschließlich über das, was wir als Psyche bezeichnen, wobei das Gehirn die Vermittlerfunktion übernimmt und die körperlichen (materiellen) Vorgänge des Menschen reguliert. Somit wird das Fließgleichgewicht zwischen der sich ständig in Veränderung befindenden Umwelt und den ebenfalls ständig in der Dynamik sich befindenden geistigen, emotionellen und Körperprozessen aufrechterhalten. Wenn dieses fließende Gleichgewicht zwischen Mensch und Umwelt gewährleistet wird, ist er gesund.

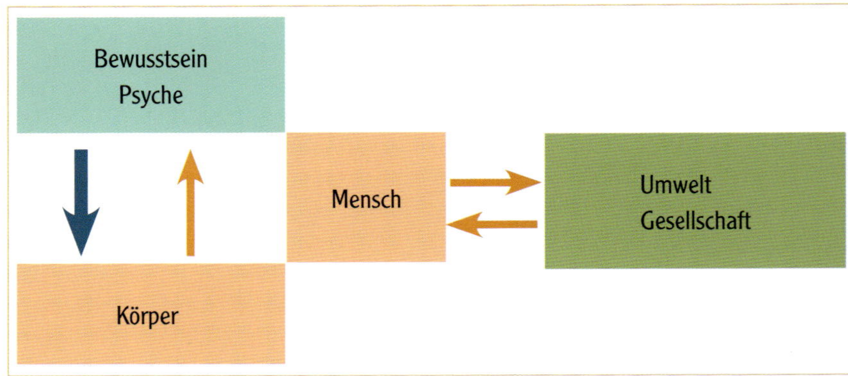


**Abbildung 5:** Mensch – Umwelt: ein geschlossenes Regulationssystem

Diese Erkenntnisse über den Einfluss der Psyche, einschließlich der Gehirnfunktionen, auf die materiellen Prozesse des Körpers setzen sich immer mehr durch. So haben folgende Fachdisziplinen bereits in der Medizin ihren festen Platz eingenommen:

- Psychosomatik = die Wechselbeziehung zwischen Psyche und körperlichen Prozessen
- Psycho-Neuro-Immunologie = der Einfluss psychischer Funktionen auf das Immunsystem
- Psycho-Neuro-Endokrinologie = der Einfluss psychischer Prozesse auf die Hirnfunktionen

Eigentlich müssten weitere Subdisziplinen das „Psycho-Neuro" vorgesetzt bekommen, zum Beispiel Psycho-Neuro-Kardiologie: der Einfluss der psychischen Funktionen auf das Herz-Kreislaufsystem. Bekannt ist, dass es ein „Herzgehirn" gibt [Amour und Kember 2004] welches mit dem Kopfgehirn in Wechselbeziehung steht.

Psycho-Neuro-Gastroenterologie = der Einfluss der Psyche auf das Verdauungssystem. Nachgewiesen wurde ein so genanntes enterisches Gehirn, welches auch als Bauchgehirn bezeichnet wird. Dieses umfasst ca. 100 Millionen Nervenzellen und steht mit den 100 Milliarden Nervenzellen des Kopfgehirns ständig im Dialog [Gerschon 1999].

Es gibt faktisch keine Körperprozesse, bei denen nicht die Psyche eine Rolle spielt. Im Bauchgehirn findet man die gleichen Neurotransmitter (Botenstoffe) wie im Kopfgehirn. Man kann belegt die Aussage treffen [Pert 2007], dass das Neuro-Psychische sich in jedem Organ, in jeder Zelle, in jedem Molekül des Menschen reflektiert.

## Definition des Bewusstseins

Nach Dr. Ulrich Warnke [2011] ist das Bewusstsein des Menschen „ein Modus, der das Erkennen und Verarbeiten der Informationen eröffnet, die seiner Vernunft (Geist) zufließen." Dabei betont Warnke, dass das Bewusstsein als ein einziger, immer gleich funktionierender Modus aufgefasst werden kann. Was sich ändert ist das jeweilige Wahrnehmungsfenster. Wahrnehmungen sind Eigenschaften der Persönlichkeit mit Speichereigenschaften, die Erfahrungen einbeziehen und Erinnerungen Beständigkeit geben.

Wer mehr über das Problem Bewusstsein wissen möchte, dem empfehle ich das vorzügliche Buch von Dr. Ulrich Warnke: „Quantenphilosophie und Spiritualität"[2010].

## Die Psyche ist dem Menschen angeboren

Die Psyche, also Geist und Emotionen, werden dem Menschen mit in die Wiege gegeben, d.h. Sie sind angeboren. Sie vervollkommnen sich im Laufe des Lebens, in dem der Mensch Erfahrungen sammelt und somit seine Persönlichkeit ständig vervollkommnet.

Den Geist verwenden wir täglich, zum Beispiel mittels des Willens die Hand zu geben, zu gehen, uns zu setzen. Das tägliche Leben ist vom Willen geprägt etwas zu tun und auch vom Glauben es tun zu müssen.

Eng damit verbunden ist die Motivation. Diese wird durch Glaube und Zuversicht verstärkt. An unserer Materie (Körper) gibt es keinen Hebel oder Knopf wie bei einer Maschine, um das System Mensch in Gang zu bringen. Das besorgt der Geist und mit ihm konform die Emotionen. Sie bewirken, dass wir uns an Veränderungen der Umwelt anpassen können. Zum Beispiel bei Flucht oder Angriff. Es wird Eustress erzeugt. Mit diesem Eustress werden die Funktionen erhöht, um der Situation gerecht zu werden. Wenn das nicht mehr notwendig ist, werden die gesteigerten Funktionen wieder nach unten gefahren (Ruhe, Relaxation). Auch dafür gibt es keinen Hebel oder Knopf an unserer Materie (Körper), sondern das bewirken die Emotionen und der Geist.

Alles was in unserem Körper vorgehen soll, wird durch Geist und Emotionen, Bewusstsein und Unbewusstsein gewährleistet. Wir können feststellen, dass bei einem gesunden Menschen alle Körperfunktionen durch die Psyche gesteuert werden. Beim Kranken kann man daher Geist und Emotionen, zum Beispiel in Form von Imagination, Visualisierung, Willen usw. zur Heilung einsetzen. Die heutige Schulmedizin setzt an der Stelle der natürlichen Kräfte, Geist und

Emotionen unnatürlich wirkende Tabletten, Tropfen und Spritzen ein.

Geist und positive Emotionen sind aber viele wirksamer als unnatürliche Medikamente. Vorausgesetzt man setzt sie richtig ein. Da der Mensch vorrangig den Informationsaustausch über sein visuelles System besorgt, ist die Visualisierung ein wichtiger Faktor in der Therapie von Kranken, weil damit die Stoffe der körpereigenen Apotheke, die Neurotransmitter, dosisgerecht aktiviert werden können.

Wir sollten auch wissen, dass es unserem Bewusstsein egal ist, ob wir eine Erscheinung, z.B. ein Bild, konkret wahrnehmen oder das durch unser Vorstellungsvermögen erzeugte Bild. Immer werden von der gesamten Psyche die materiellen (Körper) Prozesse in gleicher Weise beeinflusst. Dazu ein Beispiel: Ich kann mich an den konkreten Sonnenstrahlen erfreuen und erwärmen. Den gleichen Effekt kann ich hervorrufen, wenn ich mir die Sonnenstrahlen visualisiere und gedanklich zu den Zellen führe. Es gibt auch eine Redewendung: „Mach' Dir warme Gedanken, wenn Du frierst."

Beim Visualisieren wird empfohlen, störende Gedanken nicht aufkommen zu lassen und sogar Gedankenleere anzustreben. Gedanken können ein Hindernis der gezielten Einflussnahme unseres Geists auf die körperlichen Vorgänge darstellen. Gedanken sind quasi eine Kombination von Geist (Denken) und Emotionen. Die Emotionen steuern, bewerten und intensivieren die Gedanken. Nach außen orientierte Gedanken beherrschen uns ständig. Wenn wir morgens aufstehen geht es schon los. Wie ist das Wetter? Werde ich alle Probleme lösen können? Habe ich keinen Ärger mit meinem Chef? usw. Der Mensch soll täglich bis zu 40.000 (Vierzigtausend) Gedanken verarbeiten. Die Gedanken benötigen wir, um unser Leben zu gestalten. Deshalb sollen wir sie mit unserem Bewusstsein zügeln. Die Gedanken können wie ungezügelte Pferde losgehen. Sie verbrauchen aber dabei viel Energie. Die Gedanken setzen sich aus Erfahrungen, aber auch aus virtuellen Vorstellungen, Ideen, faktisch aus vergangenen und aus noch nicht existierenden, zukünftigen Erscheinungen zusammen. Die heutige Gesellschaft hat leider den Menschen so geprägt, dass er nicht lebt um zu leben, sondern um zu überleben. Folglich schwirren seine Gedanken um seine grundsätzliche Lebensexistenz wie Nahrungsaufnahme, Fortpflanzung (Kinder), Sicherung gewisser Machtpositionen in der Gesellschaft. Eigentlich drehen sich bei den meisten Menschen die Gedanken um das „Wie" und „Was" der Befriedigung materieller Bedürfnisse. Wenn etwas nicht so klappt, wie man sich das vorgenommen hat, treten Sorgen auf. Diese können ein Energie aufbrauchendes, unnützes Gedankenkarussell in Gang setzen.

Sorgen und unnütze, Energie verbrauchende Gedanken produziert auch das tägliche Leben. Eurokrise, Finanzkrise, Krieg, Börsenkrach usw. Viele Menschen sind von

Angstgedanken befallen. Angst krank zu werden, Altersexistenzangst, Angst an Krebs zu erkranken usw. Solche Gedanken hindern am Einschlafen und vor allem an der Entwicklung von Kreativität und Weisheit. Der Mensch benötigt aber in unserer derartig wirren, gesellschaftlichen Welt Ruhe, Gelassenheit, sich nach Innen kehren. Das kann er durch das Erzeugen von gedanklichen positiven Bildern oder durch Schaffung von Gedankenleere und damit innerer Einkehr. Die bewusst angewendete und praktizierte Visualisierung mit ihren Elementen rhytmische Atmung, Meditation, Relaxation, optimistische Zukunftsorientierung kann zur Ruhe und Gelassenheit in einer aus den „Fugen geratenen Welt" verhelfen [Kabat-Zinn 2008].

Jeder weiß, es ist nicht leicht, seine Gedanken zu zügeln und zur Ruhe zu bringen. Das „Wegfliegen" der Gedanken bei der Relaxation oder bei der Visualisierung kann gemessen und damit korrigiert werden. Das möchte ich nachfolgend an einer Zeitreihe von innerhalb von 10 Minuten gemessenen Blutdruckwerten zeigen.

Seit über 30 Jahren führe ich beim Messen des Blutdrucks den Blutdruckentspannungstest von 10 Minuten Dauer durch. Die zu messende Personen werden aufgefordert, in bequemer Sitzlage und mit geschlossenen Augen die Gedanken ausschließlich auf den bewusst gesteuerten Atemrhythmus (Einatmen – Ausatmen) zu konzentrieren und zu verhindern mit ihren Gedanken „wegzufliegen". Durch diese Relaxationsmethode kann der systolische Blutdruck bis zu 50 mmHg gesenkt werden [Hecht und Scherf 2012]. Wenn die Person aber an etwas anderes denkt und sich nicht mehr auf den Atemrhythmus konzentriert, also mit den Gedanken wegfliegt, steigt sofort der durch die Relaxation gesenkte Blutdruck wieder an. Das möchte ich nachfolgend zeigen.

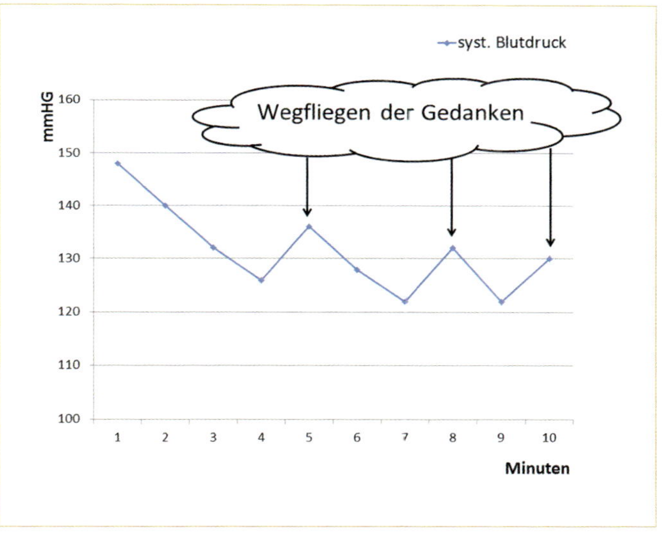


Abbildung 6: Blutdruckentspannungstest. Pat. N. P., 56 Jahre, männlich

Durch Konzentration auf den Atemrhythmus wird der Blutdruck gesenkt. Sobald die Konzentration nachlässt und die Gedanken wegfliegen, steigt der Blutdruck wieder an. Eine korrigierende Einflussnahme auf die zu messende Person senkt den Blutdruck wieder.

Das ist ein Beispiel, wie der Geist die materiellen Funktionen des Blutdrucks beeinflussen kann: Mit hoher Konzentration senken, mit Unkonzentriertheit erhöhen.

## Die innere, visuelle Wahrnehmung

Jeder Mensch kann auch mit geschlossenen Augen „Bilder sehen“. Das geschieht zum Beispiel während des Schlafträumens. Sie erleben bunte und schwarz-weiße Bilder sowie klare oder verschwommene Bilder während des Träumens. Dabei spielen Erfahrungen, Erlebnisse und Emotionen eine Rolle. Bei Angst-oder Albträumen sehen Sie sich mit Ungeheuern oder wilden Tieren konfrontiert. Sie wachen schreiend auf und fragen sich: „Wache oder träume ich?“

Andernfalls können Sie sehr angenehme Bilder im Traum erleben. Sie sehen im Traum Landschaften, in denen Sie noch niemals waren. Hierbei ist Ihre Fantasie und Ihr Unbewusstsein im Spiele.

Seit einigen Jahrzehnten kennen wir die „Luziden Träume“, auch als Klarträume bezeichnet. Menschen mit Klarträumen vermögen den Verlauf des Traums so zu steuern, wie Sie es möchten. So ist es zum Beispiel in Klarträumen möglich, einen Feind in einen Freund umzuwandeln oder eine Gefahr in eine angenehme Situation.

Eine traumartige Wahrnehmung von Bildern kann auch mit offenen Augen erfolgen. Man nennt diese Erscheinung Halluzination (abgeleitet von dem lateinischen Wort haluzinari = träumen, faseln, Sinnestäuschungen). Solche Halluzinationen können zum Beispiel beim Einschlafen auftreten. Man zuckt plötzlich zusammen, hat den Eindruck, dass man fällt (Falltraum) und sieht Gestalten durch das Zimmer huschen. Diese natürliche Erscheinung nennt man Hypnagoge (zum Schlaf führend). Manche Patienten, die mir davon berichteten, glaubten schizophren zu sein. Ich konnte sie mit der Erklärung der Hypnagoge beruhigen und überzeugen, dass dies nicht der Fall ist. Bei gestressten oder chronisch übermüdeten Menschen können die Hypnagogen häufiger und intensiver auftreten. Auch mit bestimmten Erkrankungen können Halluzinationen einhergehen, zum Beispiel bei Epilepsie, Gehirnschäden und Migräne, aber auch bei hohen Körpertemperaturen (Fieber).

Bei Schizophrenen erscheinen Halluzinationen mit Wahnerlebnissen. Gleiches vermag auch das Pharmakon LSD. (Lysergsäurediethylamid) zu bewirken. Auch bei Menschen mit Nahtoderfahrungen laufen Halluzinationen ab.

Jeder gesunde Mensch kann mittels seines Vorstellungsvermögens und seiner Fantasie visualisieren, d.h. Bilder entwerfen, die er schon einmal gesehen hat oder ganz neue Bilder entwickeln. Erfindungen entstehen gewöhnlich durch visualisierte Fantasien und Vorstellungen. Diese Fähigkeit zum mannigfaltigen Visualisieren kann zur Erhaltung oder Wiederherstellung der Gesundheit, zum Sich-Selbst-Finden und zur Gelassenheit genutzt werden.

Die Visualisierung wird auch als Imagination bezeichnet, von lateinisch imago =

Bild, Einbildungskraft, Fantasie, bildhafte anschauliche Vorstellung. Imagination bzw. Visualisierung ist die Fähigkeit, nicht gegenwärtige Situationen, Prozesse, Handlungen, Gegenstände, Personen, Landschaften usw. mittels visuellem Vorstellungsvermögen als gedankliche Bilder zu entwickeln. Man kann sich auch an bestimmte Ereignisse in Bildern erinnern.
Visualisierte Bilder kann man anschaulich, wie reale Bilder wahrnehmen. Das Bewusstsein veranlasst dazu die entsprechenden körperlichen Funktionen.

Die Imagination bzw. Visualisierung ruft auch traumartige Bilder hervor. Eine Form ist das Tagträumen. Dieses besteht darin, dass man von der realen Gegenwart abschaltet und mit seinen Gedanken spielt oder sich gedanklich in eine angenehme Welt begibt. Manche Menschen beherrschen die Visualisierung als Naturtalent, andere müssen sie lernen bzw. wiedererlernen. Kinder beherrschen gewöhnlich das „bildhafte Denken", also die Visualisierung. Wie die Schlafträume, vermögen Visualisierungen den Weg zum Unbewussten zu öffnen. Sie dienen aber auch der Inneneinkehr und dem Zu-sich-selbst-finden. In der Medizin soll die Imagination (Visualisierung) schon im 18. Jahrhundert für Heilzwecke verwendet worden sein. Auch die Psychologie und Psychotherapie praktiziert sie seit langem.

Das Ehepaar Simonton hat die Visualisierung in der zweiten Hälfte des vergangenen Jahrhunderts effektiv in der Krebstherapie angewendet. Deshalb ist sie heute verbreitet. Die Visualisierung im Sinne einer medizinischen Imagination bewirkt

- eine Verbesserung der Atmung
- eine alles umfassende Relaxation
- stimuliert positive Emotionen
- motiviert zur Überwindung der Erkrankungszustände, Lebenskrisen und Schwierigkeiten

Die Visualisierung ist nicht nur in der Medizin, Psychologie und Physiotherapie anzuwenden, sondern sollte zum alltäglichen Leben eines jeden Menschen gehören.

# Funktionen des visuellen Systems des Menschen

Die Informationen für das Sehen (visuelle Wahrnehmung) werden von den Augen, die einem optischen Apparat besonderer Art gleichen, aufgenommen (rezipiert) und über die Sehnerven zur Sehnervenkreuzung (Chiasma optikum) und weiter über die Sehbahnen zum seitlichen Kniehöcker (Corpus genuculatum) zu der primären Sehrinde des Hirnhinterlappens geleitet. Die visuelle Wahrnehmung (das Sehen) vollzieht sich im Hinterlappen der Gehirnrinde. Die Augen sind lediglich ein optischer Apparat, der über die Stäbchen-und Zäpfchenzellen in der Netzhaut die visuellen Signale einfängt und sie weiterleitet.

Unter der Sehnervenkreuzung befinden sich die Nuclei (Kerne) suprachiasmatiki. Das ist ein Zentrum des Gehirns zur Regulierung der inneren Uhr des Menschen. Nuclei (Kerne) sind konzentrierte Ansammlungen von bestimmten Nervenzellen (Neuronen) des Gehirns.

**Abbildung: 7**
Visuelle Informationsverarbeitung im Gehirn
[Spektrum der Wissenschaft 1988]

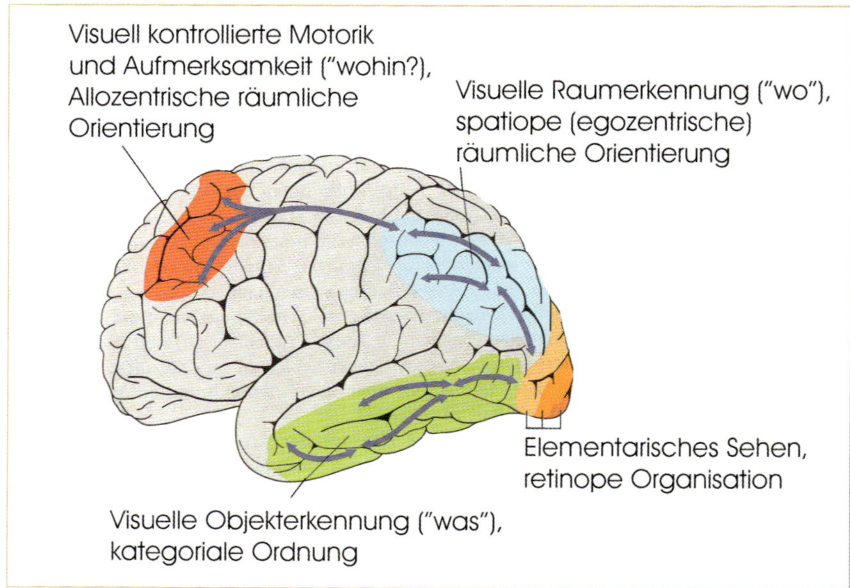

Der Mensch sieht folglich mit der Gehirnrinde des Hinterlappens des Gehirns. Oder anders ausgedrückt, er nimmt Bilder mit diesem Teil des Gehirns wahr. An diesem Ort werden visuelle Informationen zu Bildern formiert. Eine visuelle Information benötigt etwa eine fünftel Sekunde bis sie in der Sehrinde des Hinterlappens ankommt. Bis wir das Bild bewusst sehen, vergeht aber eine halbe Sekunde, weil zuvor noch Verbindungen zu den emotionellen und Denkzentren des Gehirns aufgenommen werden müssen.

Die Netzhaut, welche die visuellen Signale einfängt, besteht aus drei Schichten. In der dritten Schicht befinden sich die Fotorezeptoren in Form von Stäbchen und Zäpfchen. Die Stäbchen (90 % der Fotorezeptoren) realisieren das Dämmerungssehen. Die Zäpfchen (10 % der Fotorezeptoren) sind für Details des Sehens und für das Farbsehen verantwortlich.

Das bewusste Sehen setzt voraus, dass das Gehirn erkennt was es sieht. Um dies zu realisieren, werden die optischen Informationen ins Zentrum geleitet, welche die Emotionen, das Denken und das Gedächtnis repräsentieren. Auf diese Weise verleiht das Gehirn dem Menschen die Fähigkeit, visuelle Informationen zu verstehen.

Die visuelle Wahrnehmung und das Verstehen dessen was wir sehen, sind eng mit den geistigen Prozessen des Menschen verbunden, d.h. mit dem Erkennen, Wahrnehmen, Denken, mit Vorstellungen, Fantasie und Bewusstsein. (Abbildung 8)

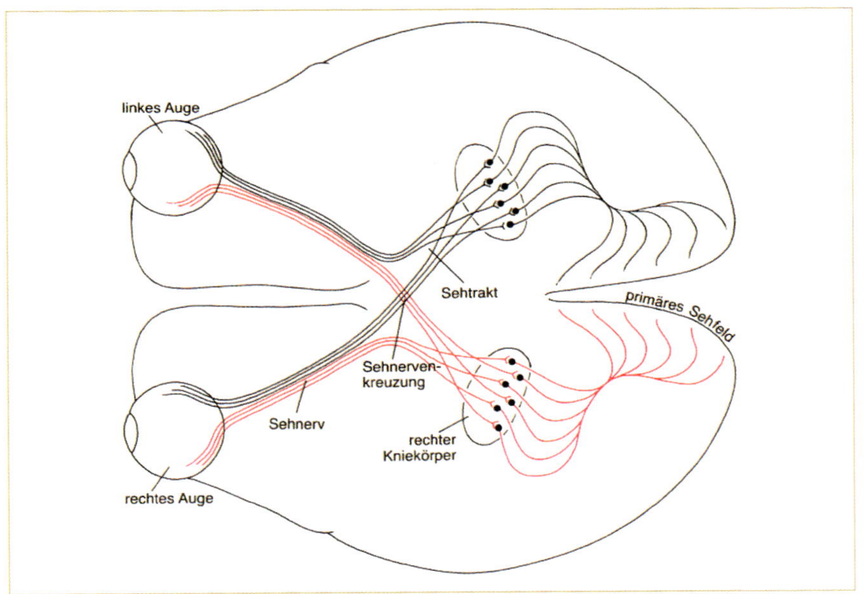


**Abbildung 8:**
Das Sehen und unsere geistigen Prozesse: Erkennen, Wahrnehmen, Denken, Vorstellung, Fantasie, Bewusstsein werden im Gehirn koordiniert. Außenansicht des Gehirns.
(nach Birbaumer und Schmidt 1996)

Des Weiteren muss man wissen, dass die visuelle Wahrnehmung stets mehr oder weniger intensive Emotionen auslösen kann. Zum Beispiel: Das Erlebnis eines Sonnenuntergangs am Meer oder das Betrachten eines Gemäldes ruft Freude, Entzücken, Glück und Beruhigung hervor. (Abbildung 9)

Von den emotionellen Zentren ausgehend, werden über den Hypothalamus das vegetative Nervensystem mit seinen beiden Regulatoren Sympathikus (Antreiber) und Parasympathikus (Bremser) gesteuert. Vom Hypothalamus, der eine wichtige Umschaltzentrale für viele Funktionen darstellt, werden über die Hypophyse die Hormondrüsen gesteuert. Mitten in diesem Gebiet befindet sich der Nukleus (Kern) suprachiasmatikus (SCN), der der Regulator der inneren Uhr, also des Hell-Dunkel-Regimes aller Körperfunktionen ist.

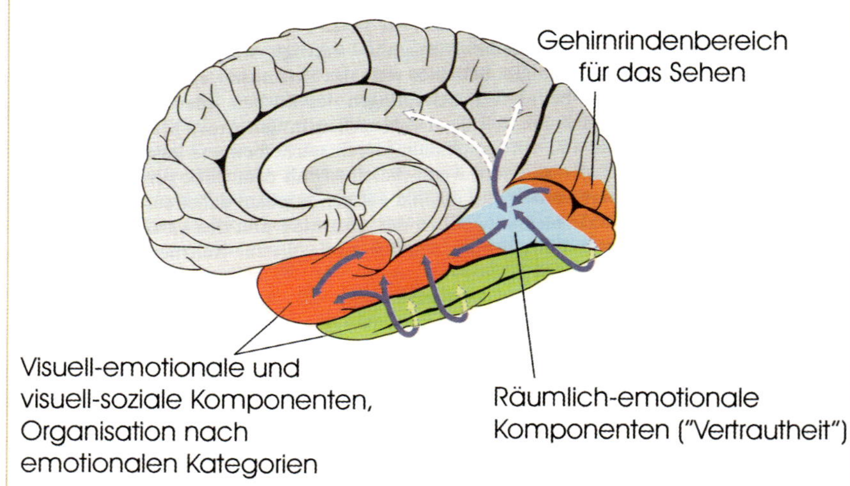


**Abbildung 9:** Emotionelle Funktionen beim Sehen. Innenansicht des Gehirns. [nach Birbaumer und Schmidt 1996]

Schließlich ist in diesem Funktionsbereich noch die Zirbeldrüse (Epiphyse) zu erwähnen, die in der Dunkelheit das Melatonin, welches auch als Schlafhormon bezeichnet wird, produziert. Beim Hellwerden bremst die Zirbeldrüse (Epiphyse) die Produktion von Melatonin. (Abbildung 10) Gleichzeitig werden Tagesneurotransmitter, wie Cortisol, Dopamin, Adrenalin u.a. stimuliert, die die Funktionen aktivieren.

Das vegetative Nervensystem reguliert über die extrazelluläre Matrix die Funktionen der Zelle. Die Grundsubstanz der extrazellulären Matrix (als flüssiges Bindegewebe bezeichnet) durchzieht unseren ganzen Körper und alle Organsysteme und bestimmt (reguliert), was in die Zellen hinein geht und was an Stoffwechselendprodukten aus der Zelle heraus kommt. Dieser funktionelle-strukturelle

Aufbau des gesamten Nervensystems lässt uns verstehen, dass gesehene Eindrücke bis in die Zellen des Körpers vermittelt werden können. Auf diese Weise kann uns ein schönes Naturerlebnis, zum Beispiel der Sonnenuntergang am Meer, bis in die Zellen hinein Freude, Wohlbefinden und Glück vermitteln.

Negative Bilder oder eine künstliche Lichtüberflutung bedeuten für die Zellen Dysstress, der krank machen kann. Auf dieser Grundlage kann man aber auch mit der schöpferischen Visualisierung Organfunktionen sowie zelluläre und molekularbiologische Prozesse beeinflussen.

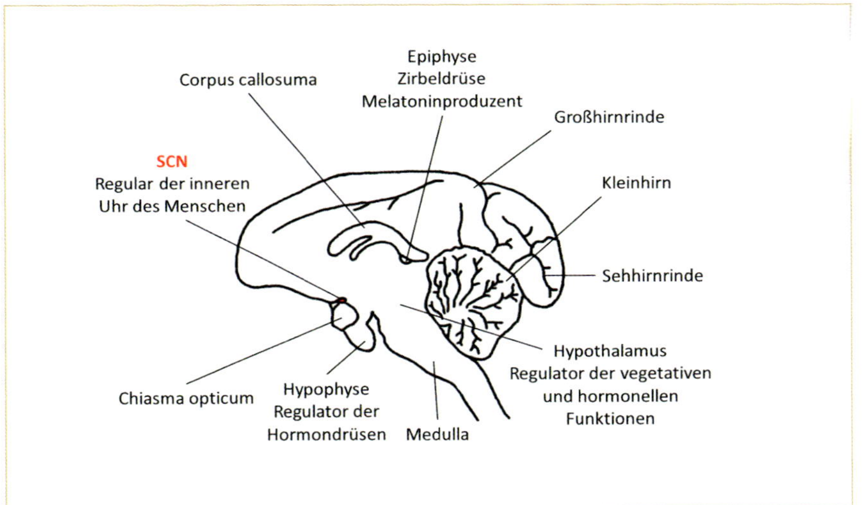


**Abbildung 10:**
Gehirnabschnitte, die an der Regulation der inneren Uhr des Menschen beteiligt sind. Das richtige Ticken der inneren Uhr wird durch den Hell-Dunkel-Wechsel unserer Erdumdrehung und durch das Magnetfeld der Erde gesteuert.
[Archiv Hecht]

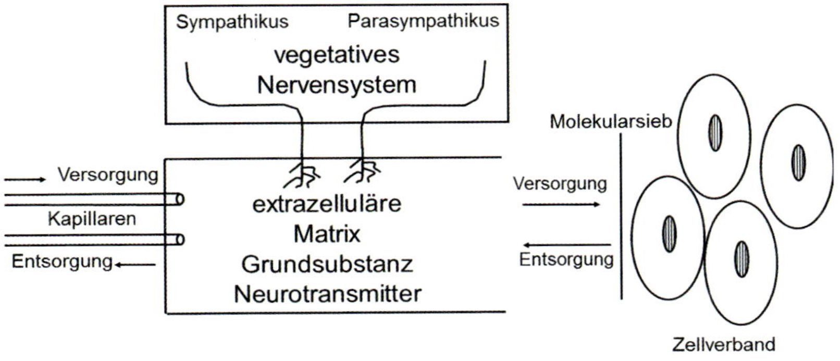

**Abbildung 11:**
Das vegetative Nervensystem ist direkt mit der extrazellulären Matrix verbunden, die als das Organ aller Grundregulationen unseres Körpers gilt und die Funktionen und die Stoffwechselprozesse der Zellen reguliert. Sie ist Bestandteil des Bindegewebes.
[Hecht und Hecht-Savoley, 2008]

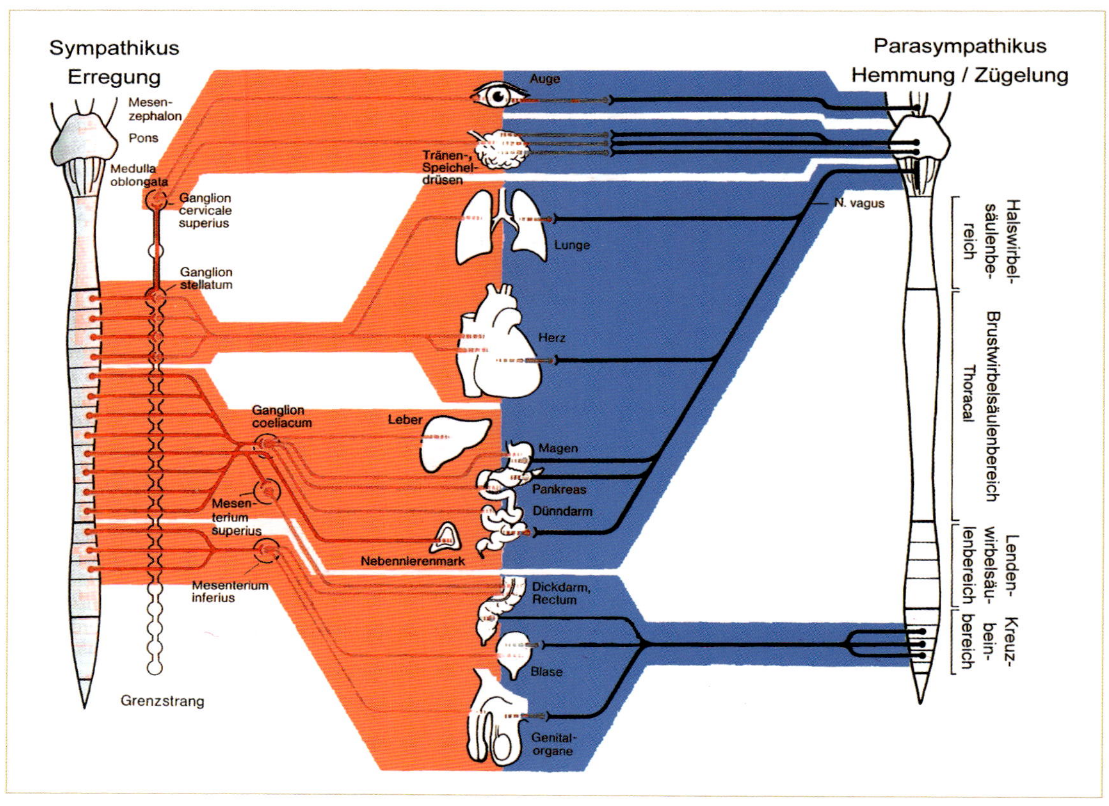


Abbildung 12:
Vegetatives Nervensystem des Menschen
(Archiv Hecht)

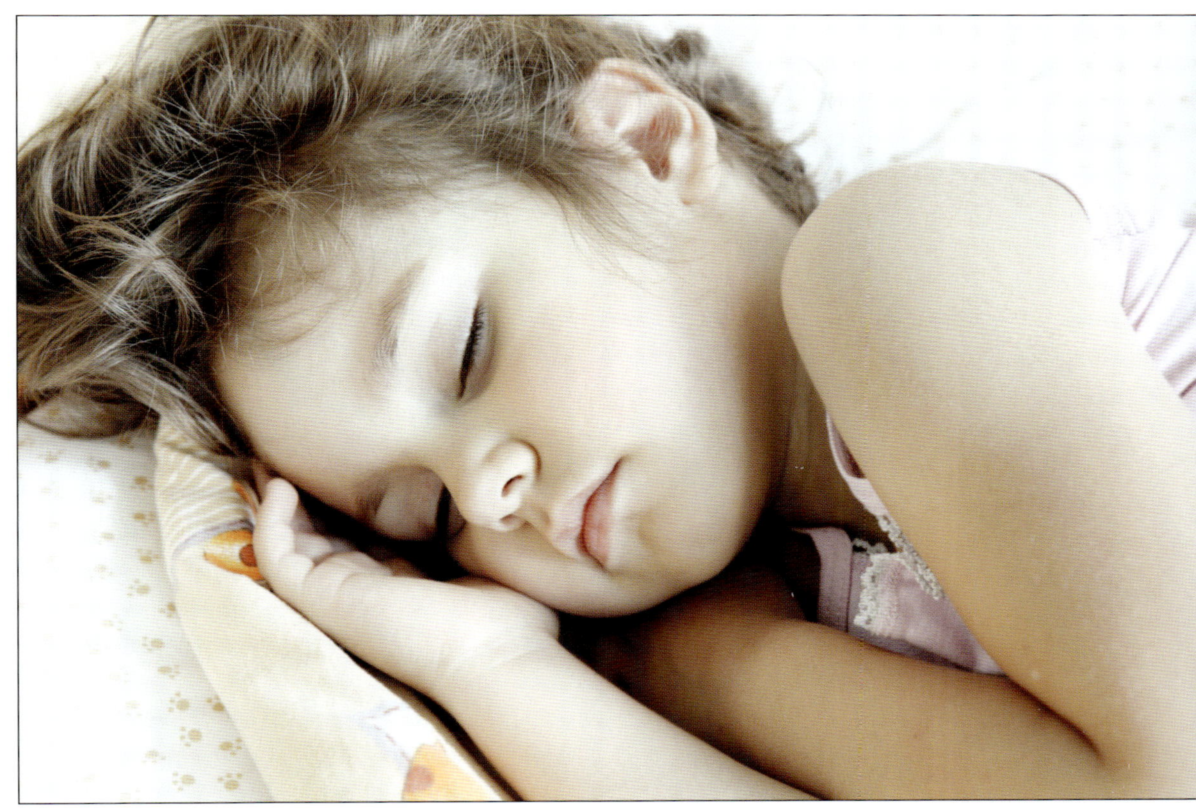

Abbildung 13:
Das Nachtträumen ist wichtig für unsere Gesundheit
[Hecht 2002]

Zusammenfassend kann festgestellt werden, dass das visuelle Funktionssystem es ermöglicht, alle geistigen, emotionellen und körperlichen Prozesse zu beeinflussen. Das Sehen und die Lichtverarbeitung strahlen bis in die Funktionen der Zellen und bis in das Neurotransmitter-(Neurohormon) system aus. Das Licht der Sonne kann uns Optimismus vermitteln, dass fehlende Sonnenlicht kann zum Auslösen von Depressionen führen. Dabei werden durch das Licht bestimmte Neurotransmitter im Gehirn aktiviert. **Wir verfügen daher über eine äußere Visuelle Wahrnehmung und über eine innere**. Infolgedessen können wir uns Bilder gedanklich vorstellen, d.h. Imaginationen, schöpferische Visualisierungen und Fantasiebilder realisieren. Es ist daher möglich, Nachtträume, Klarträume, Tagesträume, Halluzinationen, Nahtoderfahrungen und Wahnvorstellungen zu erleben.

Wir können bewusst innere Bilder schaffen, die unserer Gesundheit und unserer

Lebensqualität dienlich sind. Manche Menschen schaffen sich aber auch Bilder mit pessimistischen Inhalten und machen sich infolge dessen krank. Das alles ist möglich, weil sich das Sehen und die Lichtverarbeitung in der Hirnrinde des Hinterlappengehirns und in zahlreichen anderen Abschnitten des Gehirns vollziehen.

Abbildung 14:
Tageströumen in der Natur oder auf hoher See führt zur Relaxation und Gelassenheit
[Hecht Archiv, Hadamschek]

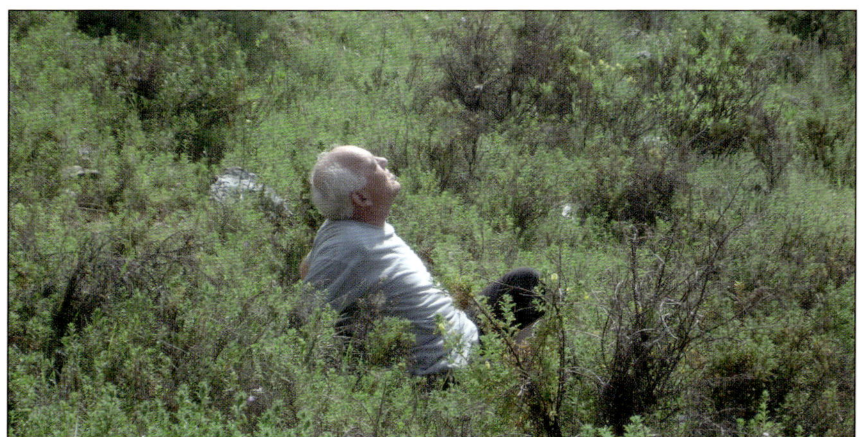

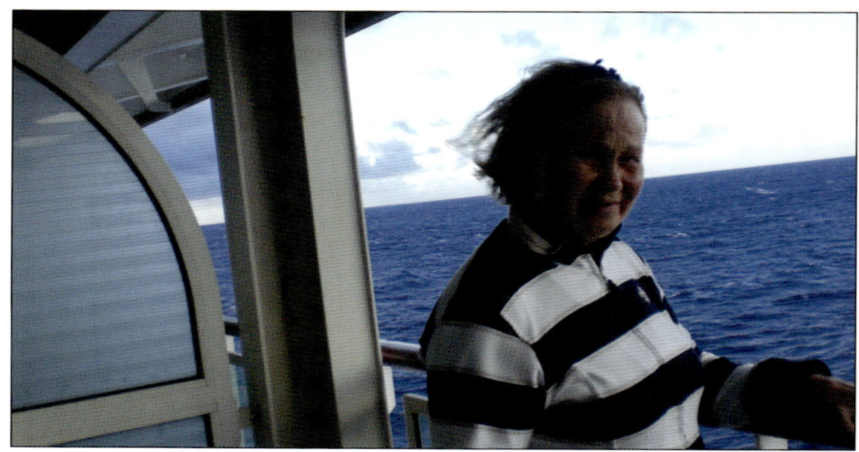

# Die motorische Aktivität des Auges (Augapfel)

Das Auge ist das motorisch aktivste Sinnesorgan. Es befindet sich in ständiger Bewegung; auch während des Schlafens. Die Bewegungen vollziehen sich horizontal, also von rechts nach links oder umgekehrt sowie vertikal, d.h. von oben und nach unten. Außerdem ist es möglich, mit den Augen Drehbewegungen (Zyklorotation) durchzuführen. Des Weiteren kann das Augenlied das Auge verschließen oder offenlegen.

In der Augenhöhle befinden sich sechs Muskeln, welche die Aktivitäten der Augen gewährleisten. (Abbildung 15)

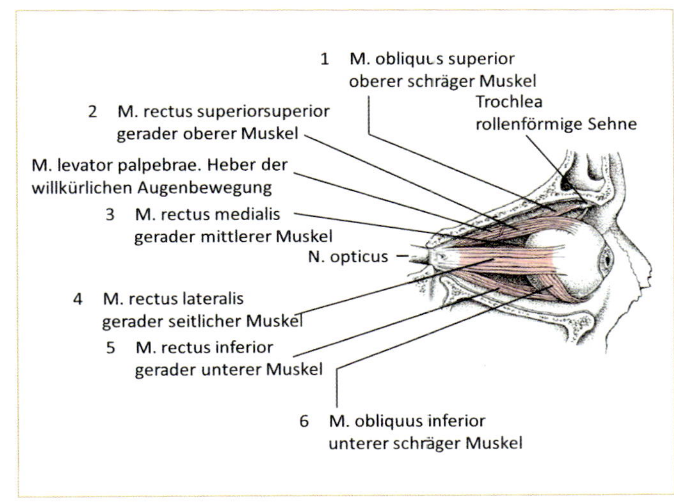


**Abbildung 15:**
Die Augenmuskeln in der Augenhöhle gewährleisten die Augenbewegungen vertikal, horizontal, zyklorotatorisch = Drehen der Augäpfel
(nach Birbaumer und Schmidt 1996)

Die Augenbewegungen werden durch das Gehirn über spezifische Nerven gesteuert. Infolgedessen können wir die Augen bewusst, willentlich, aber auch unbewusst, unwillkürlich und automatisch bewegen. Die Augenbewegungen erfüllen den Zweck das gewünschte Objekt in den Bereich des klaren Sehens zu versetzen. Es gibt verschiedene Formen der Augenbewegungen:

- langsame
- schnelle und
- sehr schneller, die als Sakkaden (Segelflattern) bezeichnet werden.

Die Sakkaden beider Augen verlaufen beim Gesunden synchron mit einer Frequenz von ca. 2/Sekunde. Sie dienen der Frequenzeinstellung des Sehens. Die Augen scannen faktisch im Durchschnitt jede halbe Sekunde das Umfeld des Menschen, um dieses klar zu erkennen. Unter Alkoholeinfluss ist die Synchronität der Sakkaden beider Augen und auch deren Frequenz gestört. Deshalb sehen Betrunkene ihr Umfeld verschwommen und nicht klar.

Mit der Elektroocculografie kann man die Augenbewegungen sichtbar machen und registrieren.

Die schnellen Augenbewegungen werden nachts in der Phase des Traumschlafs, der als REM-Schlaf (Rapid Eye Movement = schnelle Augenbewegungen) bezeichnet wird, nachgewiesen. In dieser Phase soll der Mensch träumen, die Informationen des Tages verarbeiten und nicht nützliche Tagesinformationen auslöschen bzw. vergessen. Jeder hat wahrscheinlich schon folgende Situation erlebt: Er (oder Sie) hat sich über ein Ereignis mächtig aufgeregt oder steht vor einem scheinbar unlösbaren Problem. Der Freund (Die Freundin) tröstet und sagt: Schlaf eine Nacht darüber und Morgen siehst Du alles ruhiger und klarer. Größtenteils ist das dann auch der Fall. Deshalb wird der REM-Schlaf, also der Schlaf mit den schnellen Augenbewegungen, auch als der „Putzlappen der Seele" bezeichnet.

Das visuelle Funktionssystem des Menschen kann faktisch Tag und Nacht alle psychobiologischen Lebensprozesse des Menschen gewährleisten und reflektieren, auch bei geschlossenen Augen und bildlicher Vorstellung.

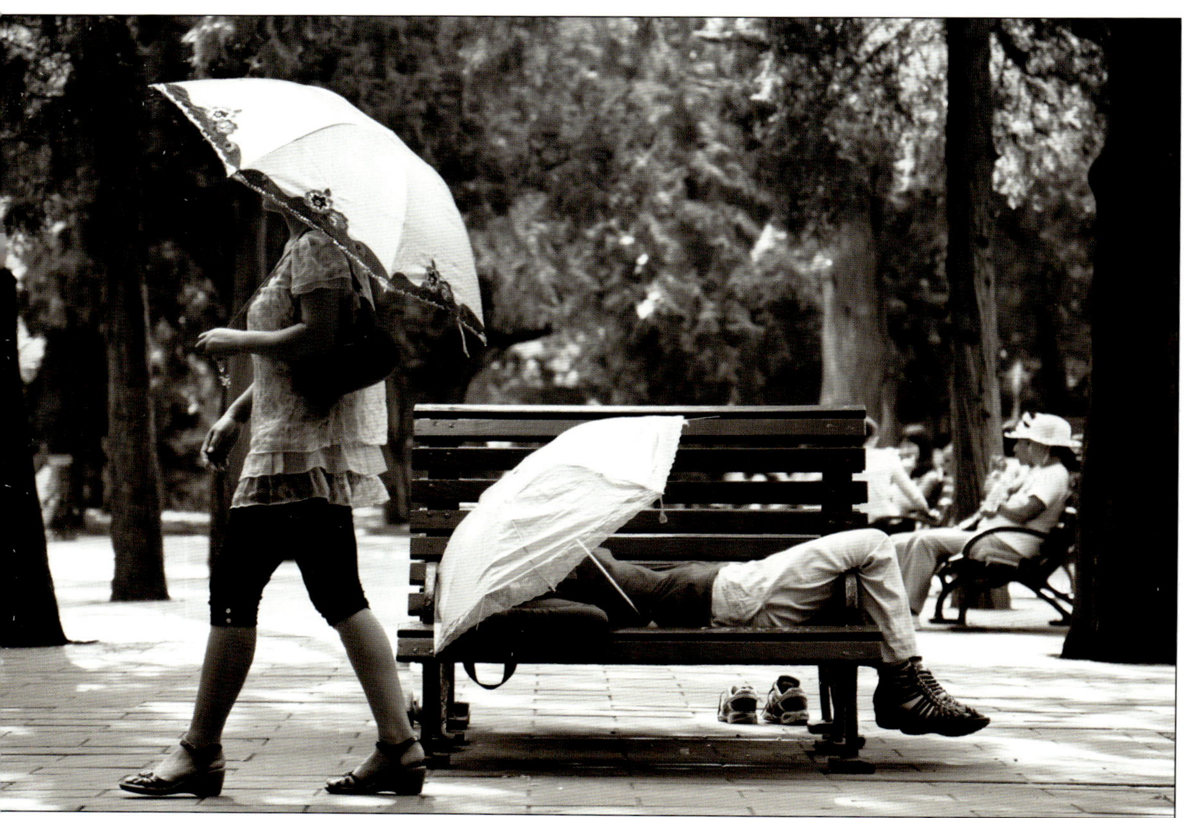

Abbildung 16: Sich Auszeiten zu schaffen, um über den Sinn des Lebens nachzudenken ist wichtig, um die Seele zu reinigen. [Shutterstock]

# Sonnenlicht: Das Lebenselexier des Menschen

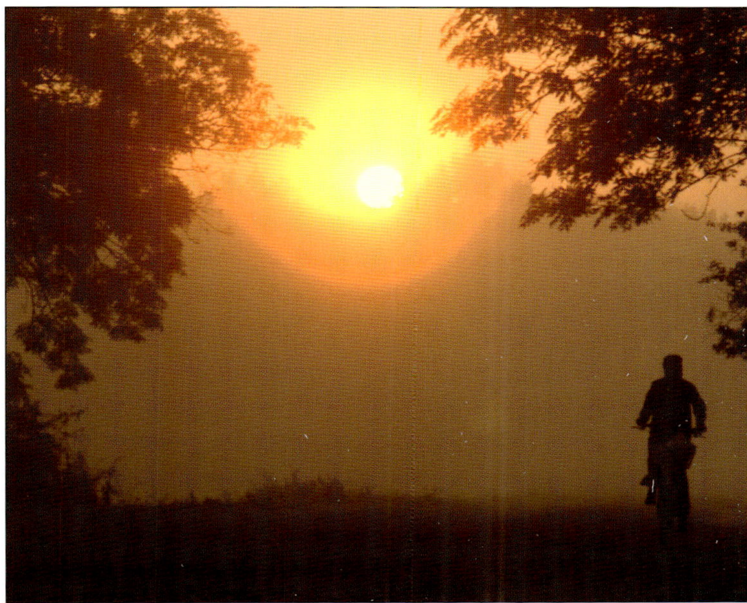

Abbildung 17: Morgendliches Wandern im Wald beim Sonnenaufgang bringt Geist, Emotionen und Körper in Schwung. Ein Volkslied beginnt: „Wer recht in Freuden wandern will, der geh' der Sonn' entgegen".
[Shutterstock]

Das Sonnenlicht ist für die Funktion des visuellen Systems von großer Wichtigkeit, weil es die Versorgung mit diesen natürlichen Strahlen vermittelt. Ohne Sonnenlicht wäre kein Leben möglich.

Das Sonnenlicht wirkt auf den Menschen über die Augen und über die Haut ein. Die Helligkeit des Sonnenlichts stimuliert bei uns Emotionen. Die Wärme des Sonnenlichts wird uns über die Haut vermittelt. Häufig wirken beide Rezeptoren (visuelles System und Haut) gemeinsam auf die menschlichen Funktionen. So können uns Sonnenstrahlen im Winter bei Minusgraden das Gefühl der Wärme geben. Sonnenlicht spendet dem Menschen Energie und Lebenskraft. Nach heutigen Erkenntnissen vermag das Sonnenlicht bis in die Zellen hinein zu wirken.

„Sonnenbäder sind in hohem Maße notwendig für Menschen, die von chronischen Krankheiten genesen wollen, wie auch für Menschen, die an Gewicht zu gewinnen suchen. Im Winter, im Frühjahr und Herbst sollte der Patient die Strahlen der Sonne voll auf sich scheinen lassen, im Sommer jedoch ist diese Methode wegen der großen Hitze nicht für schwache Patienten zu empfehlen". [Herodot]

Herodot (490-425 v. Chr.), bekannt als Schriftsteller der Antike, gilt auch als Begründer der Heliotherapie und Heliohygiene, d.h. der Behandlung und Vorbeugung von Erkrankungen mittels dosiertem Sonnenbaden. Diese gesundheitsfördernden Therapiemaßnahmen werden als Heliosis = regelmäßiges Sonnenbaden bezeichnet. Heliosis wurde von Helios, dem Sonnengott, abgeleitet. Auch Hippokrates (460-370 v. Chr., Begründer der modernen Medizin) hatte in seinem gesundheitlichen umwelt- und naturverbundenen Gesundheitsprogramm das Sonnenbaden mit einbezogen.

Im Gesundheitszentrum (Asklepion) auf der Insel Kos befand sich nach Überlieferungen ein großes Solarium.

Wie im alten Ägypten und Griechenland wurde auch im alten Rom der Sonnenkult betrieben. Im alten Rom gehörte deshalb das dosierte Sonnenbaden zur Behandlung chronischer Leiden. Den alten Römern wird nachgesagt, dass sie die Heilkraft des Sonnenbadens hoch schätzten.

Die gebildeten Römer sollen eine naturverbundene gesunde Lebensweise in Form

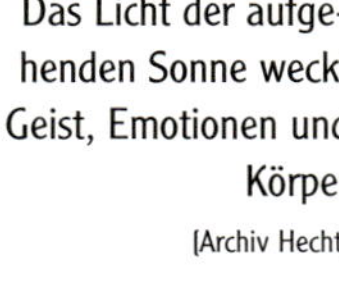

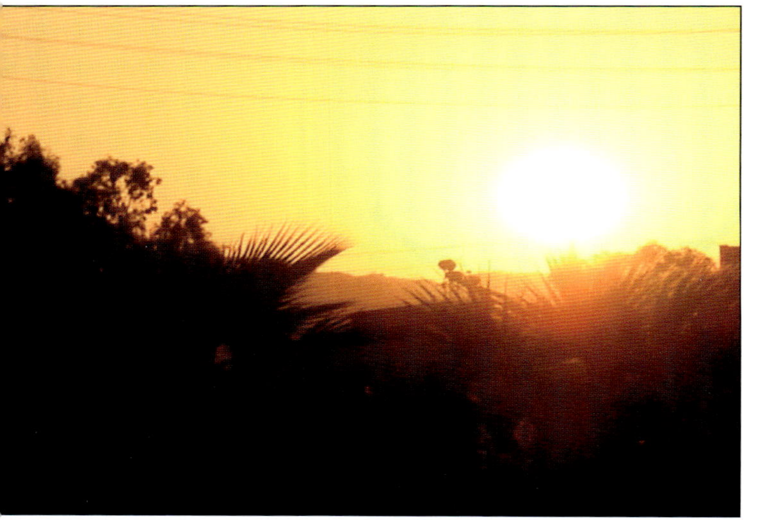

**Abbildung 18:** Das Licht der aufgehenden Sonne weckt Geist, Emotionen und Körper (Archiv Hecht)

von Sport, Sonnenbaden, Bädern und Hygiene sowie sauberes Trinkwasser bevorzugt haben.

Helioshygiene bedeutet vor allem dosiertes Sonnenbaden. Wie aus dem Zitat von Herodot hervorgeht, warnte er aber vor der heißen Sommersonne in Griechenland. Dagegen empfahl er, die Sonne im Frühjahr, im Herbst und im Winter durch Aufenthalt im Freien zu nutzen. Ein guter Rat, auch für den heutigen Menschen in unserer Region, der seine Gesundheit hoch schätzt.

Die alten Griechen und Römer hatten außerdem festgestellt, dass das sportliche Training in der Morgensonne besonders effektiv ist, weil die trainierten Muskeln stärker und schneller gekräftigt werden. Die Geisteserhellung und auch die Verbesserung des Gedächtnisses und des Denkens durch das Sonnenlicht waren in der Antike bekannt. Heute können wir es selbst erfahren, dass wir an einem Sommertag, wenn die Sonnenstrahlen uns wecken, schnell und fröhlich das Bett verlassen. Der sonnenarme November lässt dagegen nicht wenige Menschen depressiv werden und das morgendliche Aufstehen fällt auch häufig schwer.

Alles Leben auf unserer Erde ist vom Licht und der Wärme der Sonnenstrahlung abhängig. Sie sendet den Lebewesen ein breites Spektrum von elektromagnetischen Wellen, die infolge der Evolution der Natur des Menschen entsprechen.

Der englische Arzt und Physiker Thomas Young (1773-1829) erkannte und beschrieb als Erster, dass das Licht der Sonne elektromagnetische Wellen, also Schwingungen besonderer Art darstellt. Diese Schwingungen der „Sonnenstrahlen" bereiten sich transversal aus und vermögen mit den elektrischen und elektromagnetischen Wellen des Menschen in Resonanz zu gehen. Der Mensch ist ein elektrisches Wesen und verfügt bekanntlich über Bioströme, die auf der Grundlage von Elektrolyten (Mineralien) seine Energieträger sind. Wir kennen z.B. die verschiedenen Frequenzbänder der Hirnströme des EEG von 1-60 Hz. Wir können die Herzmuskel-, die Skelettmuskel- und Augenmuskelströme messen und ihre Frequenzen bestimmen.

Die elektrischen Hautströme geben uns Auskunft über die Energie des Menschen, aber auch über den emotionalen Zustand sowie über Stress und Relaxation. Ebenfalls vermögen wir z.B. die Magnetfelder des Gehirns und des Herzens als Magnetoenzephalogramm bzw. Magnetokardiogramm zu registrieren. Diese Schwingungen der psychoneurobiologischen Funktionen des Menschen, ich wiederhole es noch einmal, können mit den Schwingungen der Sonne in Resonanz gehen, woraus sich Wohlbefinden, Freude, Glücksgefühle, innerer Frieden und Liebe ergeben. Resonanz bedeutet,

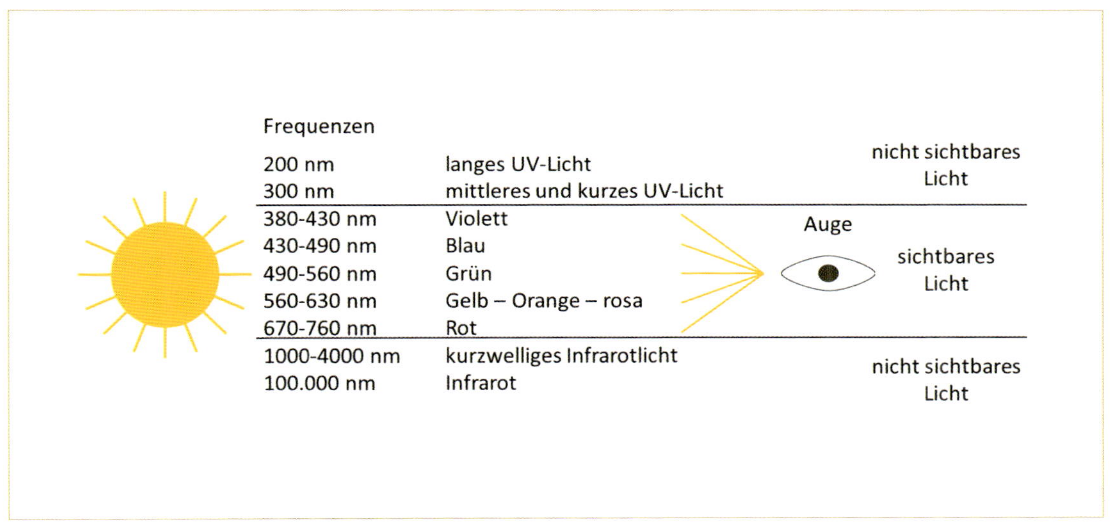


**Abbildung 19:** So sehen wir das Licht der Sonne und nehmen die Sonnenstrahlen in uns auf
[Archiv Hecht]

dass sich Schwingungen gleicher Frequenz gegenseitig anziehen, synchronisieren und hierbei ihre Intensitäten, was Energie betrifft, verstärken. So wie die Sonne den Pflanzen über das Chlorophyll Energie vermittelt, so erhält der Mensch über das Resonanzprinzip von der Sonne Energie.

Die Sonnenstrahlen werden von den Augen und der Haut aufgenommen. Die Resorption der Sonnenstrahlen von Augen und Haut erklären auch das Zusammenwirken von Sehfunktion und Hauttastsinn. Deshalb kann der Tastsinn Blinden helfen.

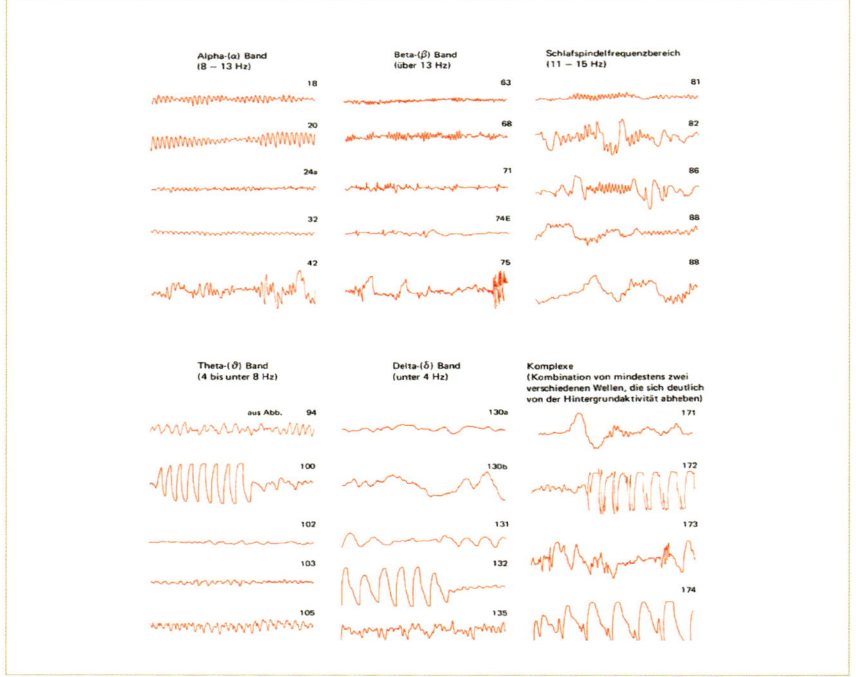


Abbildung 20:
Elektromagnetisches Wesen Mensch. Verschiedene Formen der Wellen der Bioströme des Gehirns (EEG = Elektroenzephalogramm).
[nach Birbaumer und Schmidt, 1996]

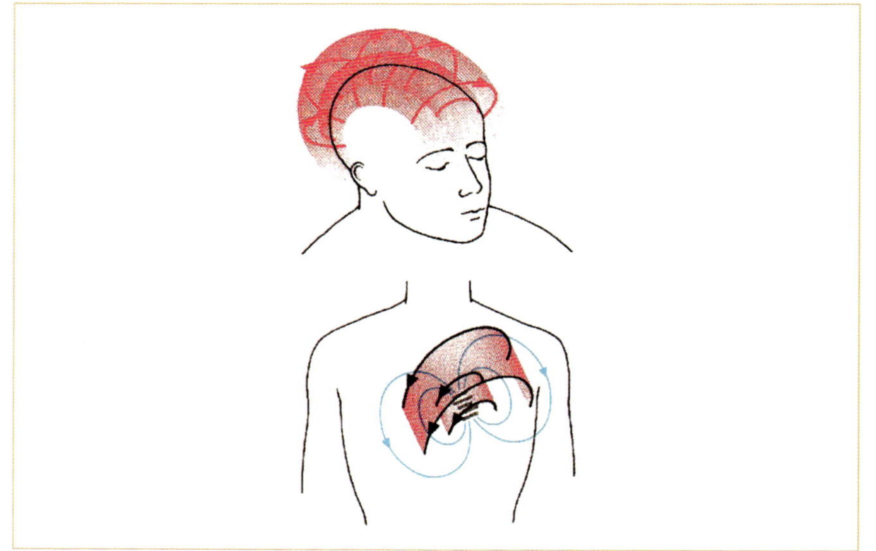

Abbildung 21:
Messung der Magnetfelder im menschlichen Körper [nach Weiß 1990]
Magnetometer:
SQUID = Super Conducting Quantum Interference Detector
Gehirn: MEG = Magnetoenzephalogramm
Herz: MCG = Magnetocardiogramm
Muskulatur: MMG = Magnetomyogramm
[Cohen 1969]

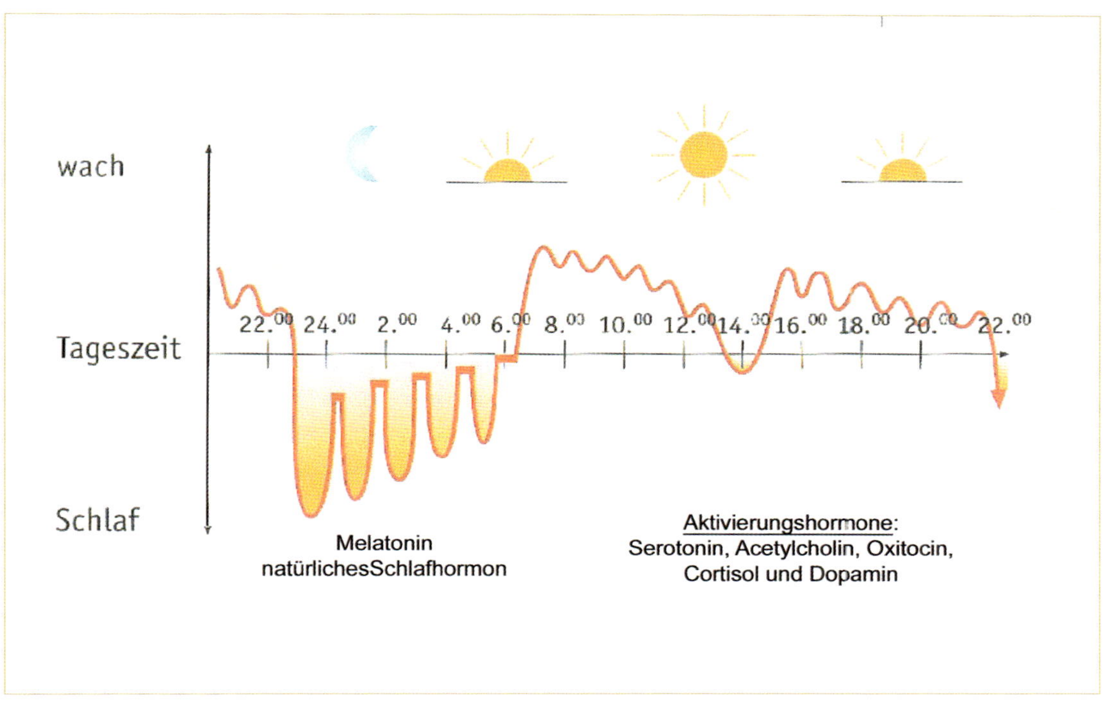


**Abbildung 22:** Sonnenlicht aktiviert alle Funktionen des Menschen. Dunkelheit deaktiviert sie.
[Hecht Archiv]

## Sonnenlicht und Sonnenstrahlen am Morgen günstig

Max Planck 1926 auf einem Wissenschaftskongress in Florenz: „Es gibt keine Materie an sich! Alle Materie entsteht und besteht nur durch eine Kraft, welche die Atomteilchen in Schwingung bringt und sie zum winzigsten Sonnensystem des Atoms zusammenhält". Der Mensch besteht aus einer Vielzahl schwingender Atome.

Positiv auf den Menschen wirken die Farbschwingungen der Sonne. Das sind elektromagnetische Wellen, die uns die Regenbogenfarben reflektieren. Die Farben wirken auf den Menschen anregend beruhigend, erfreuend, fröhlich usw. Das wissen wir aus der Farbenlehre unseres Dichters Johann Wolfgang Goethe. Er hat sich wohl wie kaum ein anderer mit der Farbenlehre und mit der Wirkung der Farben auf den Menschen beschäftigt. Farben regen den Menschen zur Intuition, zur Kreativität und zu positiven Emotionen an. Die Farbenspiele beim Sonnenaufgang und Sonnenuntergang sind für die meisten Menschen ein freudiges Erlebnis. Farben präsentieren sich dem Menschen als Wellen, also als Frequenzen und finden daher in elektromagnetischen Lebewesen entsprechende Resonanz. Infolge dessen können Farben dem Menschen Kraft verleihen.

Der Arzt T. Gimbel schrieb in seinem Buch „Heilen mit Farben“: „Das Erleben der Farben ist eines der ganz besonderen Privilegien, die wir auf unserem Planeten genießen können“.

Deshalb sollten wir jede Minute, jede Stunde, jeden Tag das Sonnenlicht, besonders am Morgen, genießen.

Belegt sind u.a. folgende Wirkungen des Sonnenlichts:

1. Kontrolle des Melatoninstoffwechsels
2. Aktivierung des immunologischen Systems und damit Verstärkung der Abwehrkraft gegen Infektionen
3. Erhöhung der Sauerstofftransportfähigkeit im Blut
4. Verbesserung der Stress-, Relaxations-, Gleichgewichtsregulation
5. Aktivierung der Sexualhormone
6. Aktivierung der Energie und Muskelkraft
7. Verbesserung der Herztätigkeit, Verbesserung der gesamten Hautaktivität
8. Hemmung der Krebsentwicklung.
9. Entgiftung von Schadstoffen (z.B. Schwermetallen)

Sonnenlicht schafft Glücksgefühle durch Freisetzung entsprechender Neurotransmitter wie Beta-Endorphin, Serotonin, Dopamin und Oxitocin.

Dies geschieht über die Haut und über die Augen. Sonnenlicht ist der natürliche Produzent von Vitamin D und zwar durch die UVB-Strahlen von 290-310 nm am intensivsten von 297 nm Wellenlänge. Dabei muss folgendes beachtet werden:

1. Häufiges kurzzeitiges Sonnenbaden 10-15 Minuten (für weißhäutige Europäer) mit Ganzkörper, aber mindestens Rückenbestrahlung ist am effektivsten.
2. Bei langzeitigen Sonnenbädern muss man wissen, dass die Vitamin D-Überproduktion vermieden wird und bei Erreichen eines bestimmten Spiegels die Produktion gestoppt wird.
3. Lange Sonnenbäder in der Mittaghitze hemmen die Vitamin D3-Produktion vollständig.
4. Kurze Sonnenbäder in der Morgensonne sind zu bevorzugen (Frühaufsteher)
5. Bei sonnenverbrannter und gealteter Haut ist Vitamin D-Bildung beeinträchtigt. Sonnenbrand soll daher vermieden werden.

Ursache für Vitamin D-Mangel:

- Stubenhockertum (fehlendes Sonnenlicht)
- gestörte Fettverdauung
- Leberschäden
- diverse Arzneimittel, z.B. Schlafmittel und Cholesterinsenker
- koffeinhaltige Getränke

Vitamin D-Mangelerkrankungen:

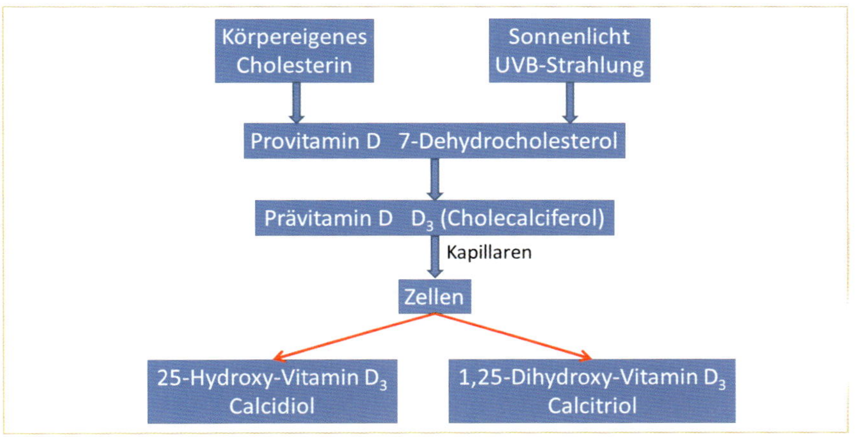


**Abbildung 23:** Vitamin-D-Bildung im menschlichen Körper

- Kalziummangel; infolge dessen erhöhte Erregbarkeit, Reizbarkeit, Schreckhaftigkeit, Muskelkrämpfe, Muskelschwäche
- Rachitis und Knochenerweichung
- Osteoporose
- schlechte Heilung von Knochenbrüchen
- erhöhte Infektanfälligkeit und Immunschwäche
- Begünstigung der Entstehung von Diabetes mellitus, multipler Sklerose, Autoimmunerkrankungen, Tumorerkrankungen und Arthritis

Sonnenlicht durch wohl dosiertes Sonnenbaden ist ein natürliche Vitamin-D-Produzent im Körper des Menschen. Vitamin D wirkt krebsverhindernd. Vitamin D wirkt auch als Antioxidants, als Fänger von freien Radikalen. Es schützt die Zellgesundheit und ist notwendig zur Aufnahme und Verwertung lebenswichtiger Mineralien.

| Strahlungsart | Wellenlänge in nm |
|---|---|
| UVB-Strahlung | 295 - 315 |
| UVA-Strahlung | 315 - 380 |
| sichtbares Licht | 380 - 780 |
| Infrarot-A-Strahlung | 780 - 1400 |
| Infrarot-B-Strahlung | 1400 - 3000 |

**Tabelle 1:** Wirksame Sonnenstrahlungen auf den Menschen

# Die Haut und das Sonnenlicht

## Biophotonen können das Licht bis in unsere Zellen bringen

Ein Photon ist ein Lichtquant bzw. Strahlungsquant (Albert Einstein). Nach Albert Einstein sind Photonen stabile Elementarteilchen der Ruhemasse Null (also massenlos), die sich mit Lichtgeschwindigkeit fortbewegen. Biophotonen sind somit ebenfalls massenlose Lichtquanten mit ultraschwacher Zellstrahlung. Deren Lichtstrahlung soll die ruhigste und gleichmäßigste sein, die es gibt.

Mit der Biophotonenforschung hat sich der deutsche Physiker Prof. Dr. Fritz-Albert Popp [1984] besonders beschäftigt. Er wies nach, dass im Farbspektrum des Sonnenlichts eine hohe Photonenintensität vorliegt. Ein derartiges Biophotonenfeld ist nach den Erkenntnissen von Popp ein elektromagnetisches Feld, welches den menschlichen Körper in Wechselwirkung zu durchdringen vermag. Veränderungen der Biophotonenintensität haben folglich auch veränderlichen Einfluss auf die Bioelektrizität des Menschen, die ja, wie schon erwähnt, den Lebensenergieträger darstellt.

Die Biophotonen sollen auch in enger Verbindung mit dem Energiestimulator und produzenten der Zelle, der ATP (Adenosintriphosphat) stehen. Da die Zellen bioelektrisch rhythmische Prozesse äußern und so kommunizieren und den Informationsaustausch untereinander bewirken, vermögen sie mit den Biophotonen des Sonnenlichts in Resonanz bzw. Kohärenz (Übereinstimmung) zu treten und auf diese Weise die Energie des Sonnenlichts bis zur Zelle zu vermitteln [Bischof 1995].

Aufgrund dieser Erkenntnisse kommt Dietmar Stenzl [2007] zu folgenden Feststellungen:

- „Alle Zellen sind in direkter Verbindung mit dem Sonnenlicht.
- Alle Zellen nehmen Informationen und Ordnungskriterien aus dem Naturlicht auf.
- Licht steuert die Zellen und deren wichtigste Körperfunktionen."

Das ist die logische Schlussfolgerung aus der Tatsache, dass der Mensch ein elektromagnetisches Wesen darstellt und die Sonne mit einem breiten, lebenswichtigen Spektrum an elektromagnetischen Wellen und mit Lichtquanten auf den Menschen wirkt.

Anmerkung: die wissenschaftlichen Ergebnisse von Popp sind eindeutig und überzeugend belegt. Sie gehören nicht in die „Esoterikecke".

Die Anteile der Sonnenstrahlen: UVB, UVA, sichtbares Licht und Infrarotlicht wirken unterschiedlich auf die Haut.

Die UVB Strahlen dringen nur 0,05-0,1 mm in die Haut ein. Sie stimulieren die Vitamin-D-Produktion sowie Wohlfühlneurotransmitter wie Oxytocin und Endorphine. Bei wohldosiertem Sonnenbaden sorgen Sie für anhaltende Bräune der Haut. UVB-Strahlung ist lebensnotwendig. Bei Überdosierung bilden sie keinen Selbstschutz. In diesem Fall kann sie Ionisation bewirken und freie Radikale im Überschuss bilden.

Die UVA-Strahlen dringen 1 mm tief in die Haut ein. Sie strahlen das ganze Jahr über gleich. Da sie bis in das Bindegewebe vordringen, können sie dieses bei übermäßiger Einwirkung zerstören und ein vorzeitiges Altern der Haut beschleunigen.

Das sichtbare Licht vermittelt uns, wie schon erwähnt, durch die elektromagnetischen Wellen der Sonnenstrahlen die Symbiose zwischen Sonne und Mensch.

Infrarotstrahlung sorgt für die Wärme, die wir durch die Sonne erhalten.

Es konnte gezeigt werden, dass das Licht der Sonne als elektromagnetische Wellen über die Augen und über die Haut auf den Menschen wirkt. Mit dem visuellen System ist es auch möglich, Sonnenstrahlen durch Visualisierung mit der gedanklichen Vorstellung von Freude, Liebe, Wohlbefinden, innerer Frieden und Gelassenheit zu verbinden. Die äußere und innere (visualisierende) Wahrnehmung des Sonnenlichts gibt uns Lebensenergie, Lebenskraft und Lebensqualität.

Durch Visualisierung können wir das auch erreichen, wenn die Sonne einmal nicht scheint. Das Sonnenlicht, direkt oder visualisiert, unterstützt auch die Selbstheilungsprozesse des Menschen. **Unserem Bewusstsein, welches eine wesentliche Rolle bei der Informationsverarbeitung spielt, ist es egal, ob wir konkrete Bilder oder nur vorgestellte, also Fantasiebilder aufnehmen. Beides wird gleichermaßen mit dem gleichen Informationsgehalt bis zu den Zellen geleitet.**

**Abbildung 24:** Sonnenstrahlen sind aufgrund der darin enthaltenen Biophotone wichtig für unsere Haut, aber nur die Morgensonne und nicht länger als 20 Minuten. Dauersonne schadet der Gesundheit. [Shutterstock]

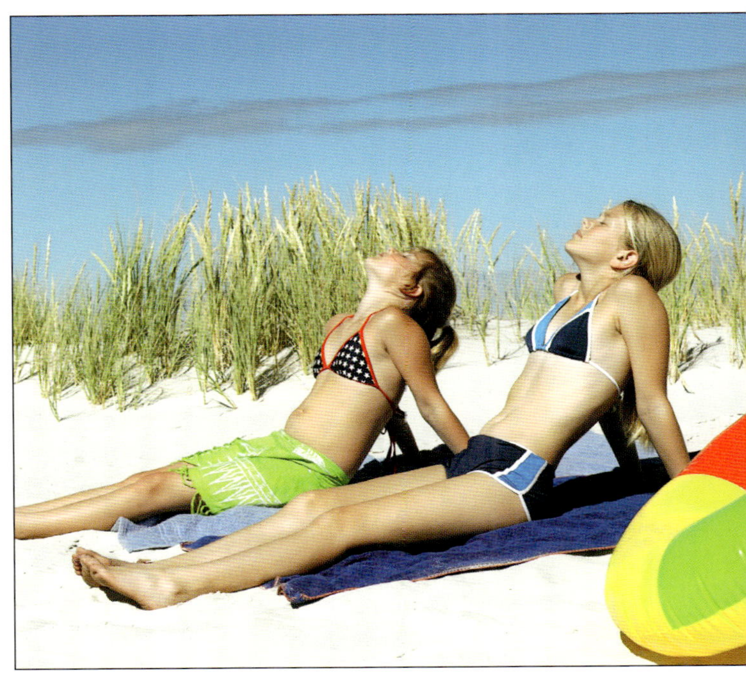

# Heilen ist Selbsheilung. Das Heilungssystem des Menschen

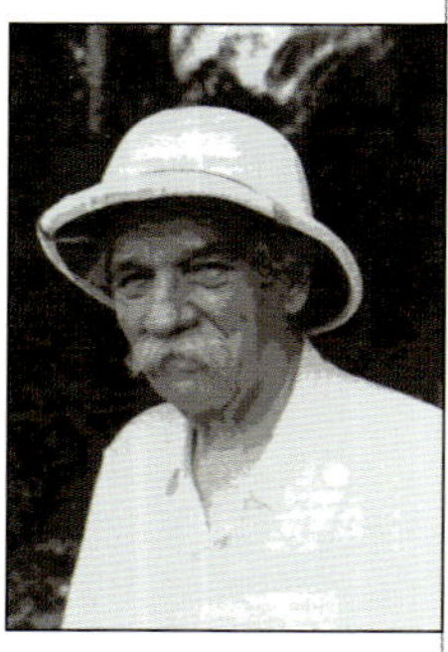

Abbildung 25:
Friedensnobelpreisträger
Dr. Albert Schweitzer
[Günther und Götting 2005]

Die Vertreter der Asklepios-Schulen der Antike vertraten die Auffassung: Die Behandlung kommt von außen, die Heilung kommt von innen. Das Wort „Heilen" bedeutet die Integrität und das Gleichgewicht der geistigen, seelischen und körperlichen Prozesse des Menschen im Einklang mit seinem Umfeld, d.h. der Natur, der Familie, der Gesellschaft usw.

Der Urwalddoktor Nobelpreisträger Dr. Albert Schweitzer (1875-1965) postulierte: „Wir Ärzte tun nichts anderes als den Doktor des Inneren zu unterstützen und anzuspornen. Heilen ist Selbstheilung".

Nun gibt es in unserer Gegenwart Ärzte, die die Selbstheilung bestreiten, ablehnen und ignorieren. Sie behaupten, dass sie Krankheiten heilen können. Das ist ein Irrtum, denn Krankheiten sind von Menschen „gemachte" abstrakte Erscheinungen. Ein Arzt kann im Höchstfall einen Kranken heilen. Das bedeutet aber, den ganzen Menschen, vor allem unter Nutzung seines Geistes und der Emotionen, wieder vollständig gesund zu machen und nicht nur Symptome versuchen zu beseitigen.

Die Erfahrung der Selbstheilung erlebt aber jeder Mensch täglich:

Wenn Sie sich leicht verletzt haben, tun Sie gewöhnlich nichts und in zwei Tagen ist die Wunde häufig ohne Narben geheilt. Bei Kindern geht das schneller als bei Erwachsenen oder älteren Menschen. Warum ist das so? Kinder erhalten in ihrem Gewebe mehr Silizium als ältere Menschen, welches die Wundheilung beschleunigen kann [Carlisle 1986a und b].

Die den Heilberuflern und Laien am häufigsten begegnende Heilungsform ist die Wundheilung oder die Wundselbstheilung. Die klassische Medizin erklärt diesen Vorgang in der Weise, dass sie dessen Einzelheiten etwa folgendermaßen beschreibt:

- Das aus der Wunde austretende Blut bildet eine Kruste
- Die Thrombozyten in der Blutkruste setzen einen Wachstumsfaktor frei
- Dieser aktiviert die DNS innerhalb der Fiberoplastenzellen, wodurch die Produktion von Kollagenfasern beginnt
- Wenn diese Kollagenfasern in die Wunde eindringen, kontrahieren sie sich und beginnen die Wunde zu schließen
- Gleichzeitig erfolgt eine vermehrte Teilung der Hautzellen und somit schließt sich die Wunde

Hierbei entstehen die Fragen: Wer löst den Prozess aus? Wer gibt den Zellen das Signal, sich zu teilen? Wer beendet diesen

Prozess? Wie gesagt, diese Wundheilung ist die einfachste Form. Wie heilen aber Knochenbrüche oder chronische Krankheiten oder Tumorkrankheiten?

Was aber bei der Beschreibung der Vorgänge von einfacher Heilung fehlt, ist ein Einblick in das Steuerungssystem. Es besteht z.B. die Frage nach einem möglichen Verletzungssignal, welches einem Steuerungssystem mit Rückkopplung die Information vermittelt und wie das Steuerungssystem entscheidet, welcher Prozess nun abzulaufen hat.

Wir wissen, dass in unserem gesamten Organismus elektrische Ströme fließen, die sich als Aktionspotentiale ausweisen und in Form von Elektroenzephalographie, Elektrokardiographie, Elektromyographie, Elektrodermographie u.a. registrieren lassen.

Von dem italienischen Anatom und Physiologen Luigi Galvani (1737-1798) wurde bereits der „Verletzungsstrom" beschrieben, der sich immer als positives elektrisches Potential zeigte. Das Verletzungspotential kommt durch die Zerstörung der Zellmembran zustande, wodurch eine Ungleichverteilung der extra- und intrazellulären Ionen entsteht. Alle schnell wachsenden Gewebe haben dagegen negative Ladung, auch das Tumorgewebe [Becker 1994].

Der US-amerikanische Orthopäde Prof. Dr. Robert Becker [1994] konnte nachweisen, dass menschliches und tierisches Tumorwachstum immer die höchste Negativität auswies, die er mit seinen Gleichstrommessungen erfassen konnte.

## Warum wächst dem Salamander die abgeschnittene Pfote nach?

Nachfolgendes Experiment von Robert Becker [1994] soll die Beziehungen zwischen Gleichstrompotential, Verletzung, Heilung und Regeneration (Wachstum) demonstrieren.

Becker [1994] amputierte bei einem Frosch und einem Salamander die linke Vorderpfote und maß das Gleichstrompotential während des nun folgenden Heilungs- bzw. Regenerationsprozesses. Elektrizität in biologischen Prozessen benötigt leitfähiges Gewebe und dieses fand Becker [1994], in diesem Fall in der Neuroglia, d.h. in der extrazellulären Matrix des Nervengewebes. Bei beiden Tieren zeigte sich nach der Amputation der Pfote das positiv ausschlagende Verletzungspotential. Beim Salamander, bei dem mit dem Heilungsprozess gleichzeitig die Regeneration der gesamten Pfote erfolgte, sehen wir nach einiger Zeit den Umschlag in ein negatives Gleichstrompotential, welches Ausdruck vermehrten Wachstums ist. Beim Frosch verlief nur der Heilungsprozess nach der Amputation. Das positive Verletzungspotential nähert sich wieder dem Ruhepotential.

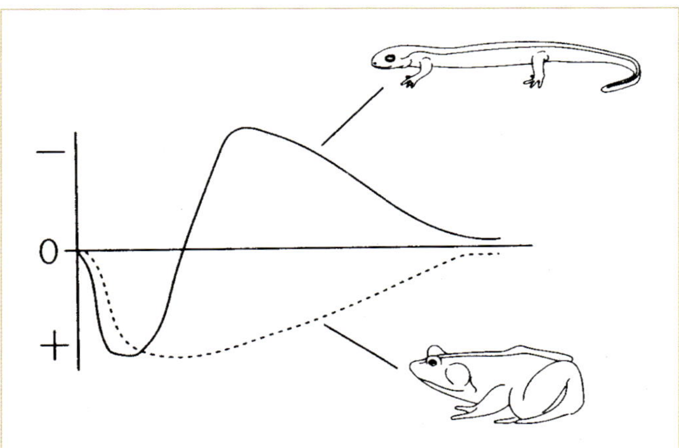


Abbildung 26: Gleichstrompotentiale nach Verletzung sowie im Heilungsprozess (Frosch) und Regenerationsprozess (Salamander)

[nach Becker 1994]
[Archiv Hecht]

Dieses Ergebnis zeigt, dass die Bioelektrizität zu den Grundelementen eines Steuerungssystems gehört, welches Regeneration und Heilung (Vernarbung) reguliert.

Folglich existiert ein zweites Nervensystem, welches nach Beobachtungen von Robert Becker nach dem Prinzip eines Analogcomputers arbeitet.

## Das Heilungssystem des Menschen

Becker [1994] bezeichnete dieses leitfähige System, welches auf der Grundlage der Neuroglia arbeitet, als „Perineurales Gleichstromsteuerungssystem" (PGSS). Wir können es auch als funktionelles Heilungssystem bezeichnen. Das PGSS vermag die Informationen

- nach Stromstärke,
- nach Flussrichtung und
- nach Änderungen der Stromstärke

in Form von langen Wellen (langen Perioden) zu transformieren.

Auf Grund seiner umfangreichen Untersuchungen an Menschen und Tieren kamen Becker und Marino [Becker 1994; Becker und Marino 1962, Marino 1988] zu der Auffassung, dass der Wirbel- bzw. Säugetierorganismus (einschließlich des menschlichen Organismus) über ein primitives hochleistungsfähiges analoges Informationsübertragungs- und Steuerungssystem verfügt, welches, aus der Evolution stammend, noch heute erhalten geblieben und in der Neuroglia, dem „Bindegewebe" bzw. der extrazellulären Matrix des Nervensystems, lokalisiert ist.

Dieses perineurale Gleichstromsteuerungssystem verfügt nach Becker und Marino [Becker 1994; Becker und Marino 1962] über folgende Eigenschaften und Fähigkeiten:

- Es besitzt die Fähigkeit, mittels des Flusses von bioelektrischen Signalen, auf der Grundlage des biologischen Halbleiterprinzips, Informationen zu übertragen.
- Es arbeitet nach dem Prinzip eines Analogcomputers, langsamer als das sensomotorische Nervensystem, welches vergleichsweise wie ein Digitalprinzip arbeitet. Beide Systeme funktionieren faktisch zusammenwirkend nach dem Prinzip eines „Hybridrechners".
- Es vermag Verletzungen, morpho-

logische und funktionelle Schäden „wahrzunehmen", zur Zentrale zu signalisieren, Steuerungsmechanismen und Regulationsprozesse in Gang zu setzen, um Defekte im Organismus durch „Reparaturen" bzw. Regenerationen zu beseitigen.

- Es steuert und reguliert Wachstum und „Heilung", indem es mit negativen und positiven Gleichstrompotentialen reagiert. Somit sind sowohl Verletzungen als auch schnelles Wachstum zu erfassen.
- Es vermag die morphogenetischen Grundprozesse in der Embryonalentwicklung zu steuern.
- Es veranlasst in der extrazellulären Matrix, d.h. in der Nähe von Körperzellen, mittels biologischen Gleichstroms die Aktivierung und Kommunikation von Körperzellen.
- Es kann daher die Heilung von Verletzungen und anderen Schäden bewirken, z.B. die Heilung von komplizierten Knochenbrüchen. Becker [1994] konnte dies sowohl in der Humanmedizin als auch in der Veterinärmedizin praktizieren und nachweisen. Besonders dann, wenn die Heilungsprozesse langsam vonstatten gingen, erzielte er damit gute Effekte.
- Die Steuerzentrale des PGSS befindet sich offensichtlich im Gehirn, wobei Neuroglia und Neuron synchron abgestimmt die Erzeugung und den Empfang von Erregungsimpulsen regulieren. Auf der nachfolgenden Abbildung ist dieser Prozess im Falle der Verletzung vereinfacht schematisch dargestellt.

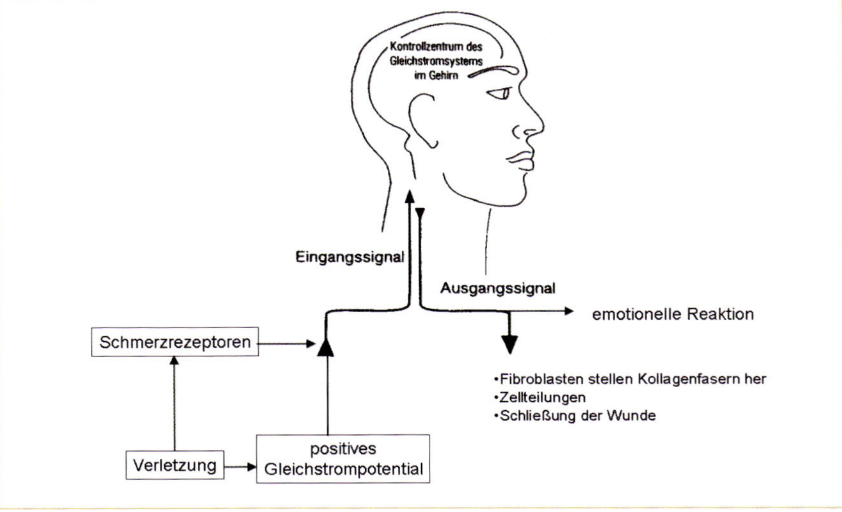

**Abbildung 27:**
Schema der Heilungsfunktion des PGSS im Falle einer peripheren Verletzung
[modifiziert nach Becker 1994]

**Abbildung 28:**
So sieht Gehirngewebe unter dem Mikroskop aus. Die rotgefärbten sind die Neuronen, die Nervenzellen. Blaugefärbt sind die Nervenfasern und in grüner Farbe ist die Neuroglia dargestellt, auf welcher die Biostörme des PGSS weitergeleitet werden.
[nach Carter 2009]

- Das PGSS wirkt im Gehirn mittels eines Bereitschaftspotentials steuernd auf Entscheidungsprozesse. Das Bereitschaftspotential geht gewöhnlich den Impulsen der Neuronen (Nervennetze) voraus, d.h. das PGSS reagiert bereits früher als das „digitale" Nervensystem: Dieses Bereitschaftspotential des PGSS erklärt die Funktion des Systems, welches dem Vorwärtsspielprinzip des menschlichen Gehirns zu Grunde liegt, d.h. im Gehirn können Entscheidungen getroffen werden, bevor der Erregungstimulus den Effektor bzw. „Handlungsakzeptor" [Anochin 1967] erreicht. Der russische Physiologe Pjotr Anochin nannte dieses Funktionssystem „Prinzip der Voraussage".

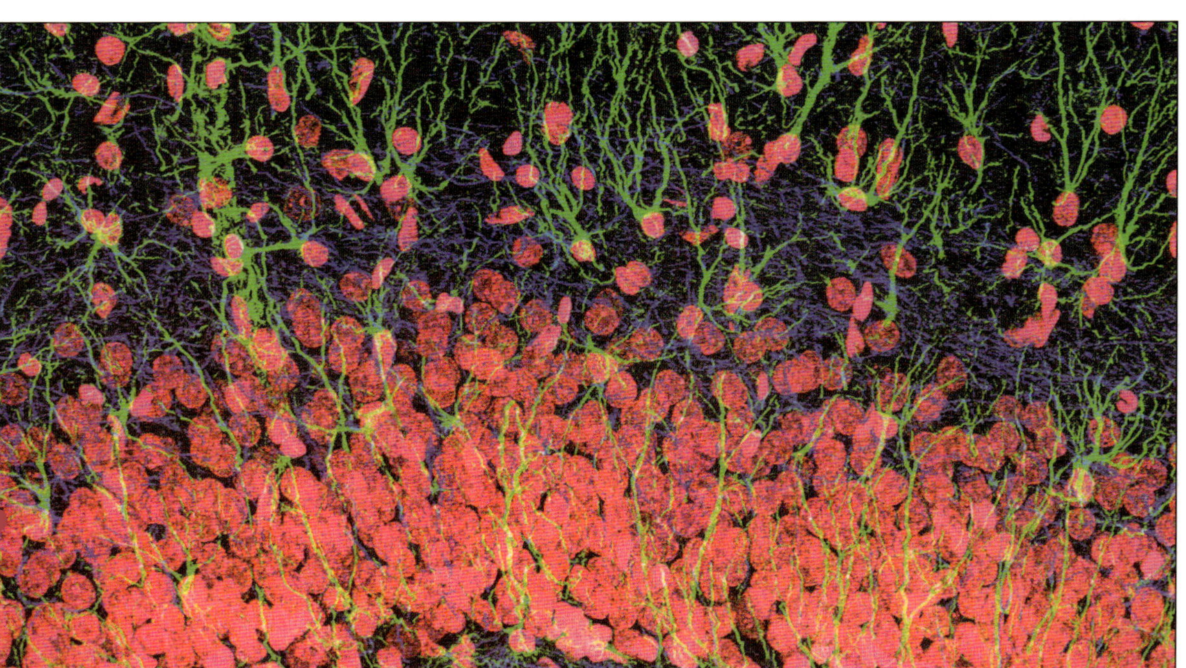

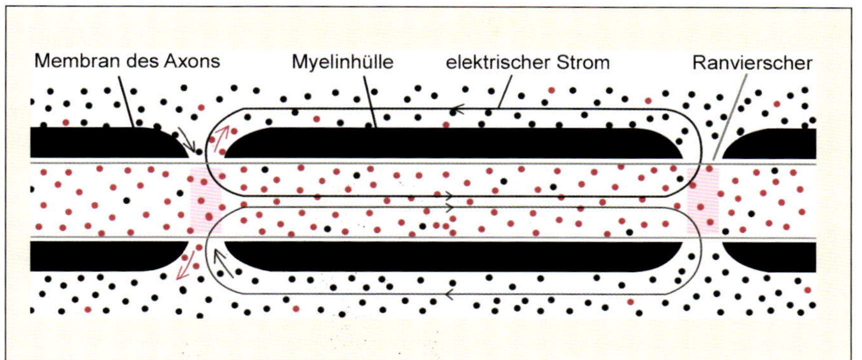


Abbildung 29: Mikroskopische Darstellung einer Nervenfaser (Axon). Jede Nervenfaser ist mit einer Myelinhülle umgeben. Diese leitet nach den Erkenntnissen von Prof. Dr. Robert Becker die Informationen des Perineuralen Gleichstromsteuerungs-Systems (PGSS) weiter.

[nach Spektrum der Wissenschaft 1988]

## Jede Heilung ist immer ein Prozess des Zentralnervensystems

Die Erkenntnisse über das PGSS vermögen auch die Akupunktur, den Placeboeffekt, die Intuition, Magnetfeldreaktionen, die Visualisierungstherapie und die bewusst geistig-emotionelle Beeinflussung von Körperprozessen im Sinne der Gesunderhaltung bzw. der Beseitigung von Erkrankungen zu erklären [Becker 1994]. Bisher tat sich die Medizin schwer, die geistig-emotionelle Einflussnahme auf die Heilung von Krankheiten zu erfassen bzw. zu begreifen.

**Die Neuropsychoimmunologie, das Prinzip der perineuralen Gleichstromsteuerung und die freie Endigung von Nervenfasern des vegetativen Systems in der extrazellulären Matrix [Heine 1991] können heute erklären, wie die Heilung von Krankheiten durch geistig-emotionelle Prozesse, also von Gedanken, Vorstellungen, Imaginationen, Gefühlen, Willen u.a. von statten geht, woran kein Zweifel mehr besteht.**

Nachfolgend werden schematisch die Funktionen eines dualen Nervensystems dargestellt.

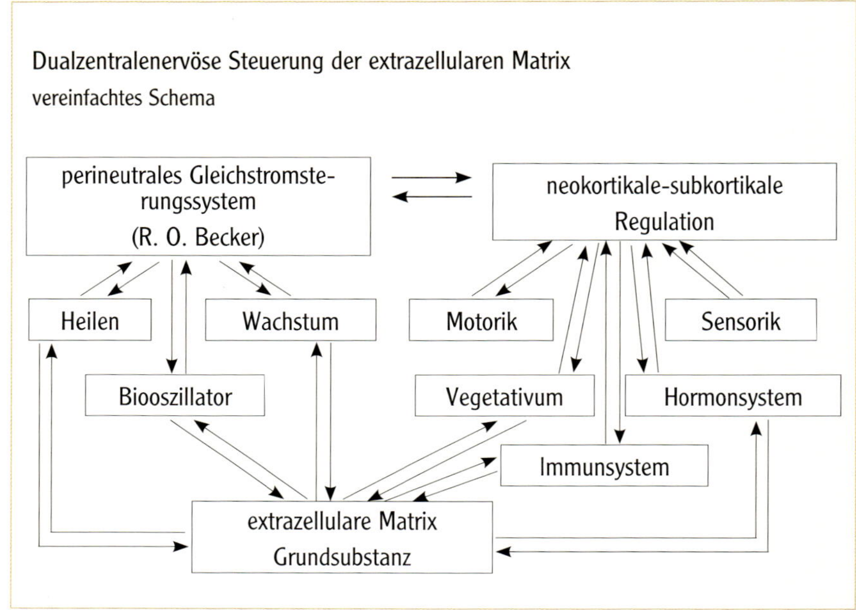


**Abbildung 30:** Schematische Darstellung des dualen Nervensystems

## Optimisten erkranken seltener und werden schneller gesund als Pessimisten

Heute ist wissenschaftlich belegt, was Christoph Hufeland vor über 100 Jahren feststellte: Heilungsprozesse verlaufen bei einem Optimisten schneller und besser als beim Pessimisten. [Christoph Wilhelm Hufeland (1762-1838) in seinem Buch „Makrobiotik oder die Kunst das Leben zu verlängern" Berlin 1860, Verlag von Georg Reimer]

Wir gehen davon aus, dass einen Optimisten gewöhnlich vorwiegend beständig positive Emotionen dominieren. Bei einem Pessimisten (hier beziehen wir Depressive und emotionell Gehemmte [Traue 1998] mit ein) dominieren gewöhnlich vorwiegend beständig negative Emotionen. Aus zahlreichen wissenschaftlichen Arbeiten [Ornish et al. 2005; Spiegel et al. 1981; Benson 1997; Golèman 1996; Servan-Schreiber 2008 u.a.] ist zu entnehmen, dass positive Emotionen bei der Gesundung und beim Gesundsein eine wichtige Rolle spielen.

Goleman [1996] berichtete über folgende wissenschaftliche Studien, die belegen, dass der Optimist besser eine

Krankheit übersteht als ein Pessimist. Wissenschaftler maßen mit einem psychologischen Test die Intensität des Optimismus und Pessimismus bei 122 Männern, die ihren ersten Herzinfarkt erlebt hatten und kontrollierten ihren Zustand acht Jahre später. Nach acht Jahren wurde festgestellt, dass von den pessimistischen Männern 84 % gestorben waren, von den optimistischen nur 24 %.

Bei Patienten mit Bypass Operationen verlief bei den Optimisten der Heilungsprozess schneller als bei den Pessimisten. Des Weiteren stellten nach Coleman USA-Ärzte fest, dass **Depressionen** die eine andere Erkrankung begleiteten, das zuverlässigste **Prognosemaß für die Lebenserwartung** des Patienten waren. Zum Beispiel starben von Patienten mit chronischem Nierenversagen jene, bei denen auch **schwere Depressionen diagnostiziert worden waren.**

Die Sterbehäufigkeit bei Herzkranken mit schweren Depressionen war viermal höher als bei Nichtdepressiven [Goleman 1996].

Nach Untersuchungen von Frasure-Smith und Lesparance [2003] haben Menschen mit einem pessimistischen Lebensstil bzw. einer pessimistischen Lebenseinstellung eine höhere Erkrankungsrate an Herzinfarkt und Bluthochdruck sowie eine größere Sterberate nach überstandenem Herzinfarkt als die Optimisten.

## Durch Meditieren den Krebs besiegt

Die Auffassungen von Hippokrates, Dean Ornish und anderen, nämlich die positiven psychischen Prozesse als wichtiges Therapeutikum in die Therapie von Kranken einzubeziehen, bestätigt auch der Einzelfall des jungen australischen Tierarztes Ian Gawler [Gawler 2001/1985]. Er erkrankte an einer Form von Knochenkrebs (Osteosarkom). Zunächst war nur das Bein befallen, später auch der Thorax und die Hüfte. Der Onkologe „gab" dem jungen Mann noch wenige Wochen Lebenszeit. Ian Gawler, der in die Meditation eingeführt war, versuchte sich damit innere Ruhe zu schaffen, um seine letzten Lebenswochen ohne Angst und Stress zu leben.

Dreimal täglich eine Stunde Meditation und strenge Diät führten dazu, dass sich nach einigen Wochen sein Allgemeinzustand verbesserte. Nach einigen Monaten Meditieren bildeten sich auch die knöchernen Wüchse des Knochenkrebses zurück. Ian Gawler war auch nach dreißig Jahren nicht gestorben. Er war ein gesunder Mensch geworden und half, dass in Selbsthilfegruppen von Krebspatienten das Meditieren erlernt und ihr Zustand damit verbessert wurde [Gawler 2001/1985].

## Richtiges Atmen: Grundlage der Meditation und der Visualisierung

Was Ian Gawler als Therapie täglich praktiziert, kann jeder Mensch auch täglich als Therapie, noch besser als Prophylaxe realisieren. Es ist das richtige rhythmische Atmen, das man auch als meditatives Atmen bezeichnen kann. In vielen Relaxationspraktiken wird die innere Einkehr und Abwendung vom Äußeren als Grundprinzip des Gesundseins vertreten. Bei Yoga, Meditation, autogenem Training, Selbsthypnose usw. steht im Mittelpunkt das Atmen, welches die Verbindung von Geist und Körper in uns herzustellen vermag.

Die Entdeckerin des Opiatrezeptors, Frau Prof. Candace B. Pert [Pert 2007] schrieb, dass bewusstes Atmen, also jene Technik, die bei Meditation, Yoga, bei der schmerzarmen Geburt usw. angewendet wurde, außerordentlich wirkungsvoll sein kann. Sie fand, dass viele Neuropeptide sich im Atemzentrum befinden und durch die Atmung, z.B. schmerzlindernde Wirkung, durch Endorphine, beruhigende, relaxierende Wirkung durch Endovalium und Endorphine usw. erzielt werden und auf diese Weise Heilwirkung bezwecken können. Durch bewusst gesteuertes Atmen kann die Heilwirkung über die Neuropeptide gehen, die im Atemzentrum freigesetzt werden, mobil durch den ganzen Körper wandern und sich an Rezeptoren binden, welche psychische Prozesse auslösen.

Sie kritisiert: „Bekanntlich leiden im Westen alle Menschen unter dem Vorurteil, dass der Geist vollständig im Kopf sitzt, eine Funktion des Gehirns ist. ...Wir müssen uns darüber klar werden, wie sich der Geist in den verschiedenen Körperbereichen manifestiert und wie wir uns diese Prozesse bewusst machen können“. Die Grundlage für diese geistigen Prozesse, die sich in den körperlichen Funktionen reflektieren, sind die Neuropeptide, wie z.B. die Endorphine, das Endovalium, die Substanz P, das Endopsychedelikum usw.

Heute wissen wir, dass der Mensch neben dem Kopfgehirn mit 100 Milliarden Nervenzellen auch ein Bauchgehirn (enterisches Gehirn [Gerschon 1999]) mit 100 Millionen Nervenzellen und ein Herzgehirn [Amour und Kember 2004] mit über 40.000 Nervenzellen besitzt. Alle diese „Teilgehirne“ sind, wie das Kopfgehirn, strukturiert und stehen funktionell miteinander in Verbindung, wobei mehrere Hundert Neurotransmitter (Botenstoffe) die Vermittlung übernehmen. Das ist faktisch die „innere Apotheke“ des Menschen.

## „Spirituelle Reise nach innen“ heilt

Marc Barasch [Barasch 1996], Chefredakteur des New Age Journals (Neue Alterszeitschrift), ein „Workaholic“, wurde von der Krebserkrankung überrascht, die sein Leben, wie er schrieb, „aus der Bahn warf, so gewaltsam, wie ein Erdbeben den Lauf eines Flusses ändert“.

Seine Aufmerksamkeit wurde während der Therapie auch auf den „inneren Heiler“ gelenkt. Dazu wurden Methoden wie meditatives Atmen, Visualisierung, Meditation u.a. angeboten, um den Weg zu seinem Inneren, seiner Seele zu finden und so den „inneren Heiler“ entdecken zu können.

## Alle Funktionen des Menschen sind psychosomatisch (psychobiologisch)

Nun ist es für den nur materialistisch eingestellten Menschen der Gegenwart schwer sich vorzustellen, dass eine subjektive Imagination objektiv messbare Veränderungen in den Funktionen des menschlichen Körpers auslösen kann, die bis in die Zellen hineingehen. Schwer vorstellbar für jene, die dogmatisch das Psychische und Strukturelle trennen und Geist und Körper nicht als eine Einheit betrachten. Nach diesem Dogma werden aber leider immer noch die meisten Schulmediziner ausgebildet. Barasch [1996] hatte sich mit dieser Frage auseinander gesetzt und formulierte das Ergebnis seiner Gedanken allgemeingültig wie folgt:

„Diese Erkenntnis steht in Einklang mit den Lehren des Aristoteles, dem ersten psychosomatischen Theoretiker der westlichen Wissenschaft, der die Beobachtung machte, dass starke Emotionen den Körper beeinflussen und dass diese Emotionen durch Vorstellungen angeregt werden.

Seine Vermutungen über die enge Verbindung zwischen Imagination und Emotion werden von der Physiologie bestätigt: Menschen, deren limbisches System gestört ist, mangelt es zum Beispiel „nicht nur an Emotionen, sondern sie sind auch unfähig ..., symbolische Bilder im Kopf zu behalten“. Wissenschaftler sind heute in der Lage, sich ein Bild von der „neuroanatomischen Brücke zwischen geistiger Vorstellung und Zellen“ zu machen, die von den Frontalbereichen des Gehirns ausgeht und über das limbische System und den Hypothalamus führt – der Drüse*, die den Schlaf, die Nahrungsaufnahme, den Körperrhythmus, die Temperatur, die sexuellen Funktionen, die Zusammensetzung des Blutes, die Drüsenaktivität und das Immunsystem reguliert. Der Hypothalamus wiederum ist mit der

Hypophyse verbunden, die durch Veränderung des hormonellen Gleichgewichts die Eierstöcke, die Hoden, die Nebennieren, die Schilddrüse und die Nebenschilddrüse und „wahrscheinlich jedes Organ, jedes Gewebe und jede Zelle“ beeinflusst. Die Imagination könnte die wichtigste Verbindung zwischen Verstand und Körper überhaupt sein: Einer Untersuchung zufolge, die das rein zufällig veranschaulichte, „hatten Individuen, die nicht in der Lage waren, Fantasien zu entwickeln, die sich nur selten an Träume erinnerten und als nicht besonders kreativ galten, die größten Schwierigkeiten, mit Biofeedback klarzukommen“. Mit anderen Worten: Ohne die Vorstellungskraft kann die Brücke zwischen Bewusstsein und Materie nur schwer überschritten werden.“ [Barasch 1996]

* Richtigstellung: Der Hypothalamus ist keine Drüse, sondern eine Anhäufung von Nervenzellen, auch Kern (Nucleus) genannt.

## Der Weg zum inneren Heiler

So fand Barasch den Weg zu seiner Seele, zu seinem inneren Heiler und er wurde gesund dadurch. Was seinen Entschluss dazu unterstützte, drückte er in folgenden Worten aus:

„Fast alle Patienten, mit denen ich sprach, haben mir über direkte, lebhafte und häufig verwirrende Begegnungen mit einem „inneren Heiler „ berichtet. Er war kein Abstraktum, vielmehr eine lebendige Erscheinung, die die Kluft zwischen Geist und Körper überbrückte, zwischen Bewusstsein und Unterbewusstsein, Emotion und Intellekt. Mal erschien er im Traum, mal als Symbol während einer Fantasiereise unter Anleitung oder in Tagträumen und Visualisierungen. Auch in den Fällen, in denen der innere Heiler mit Hilfe einer bestimmten Technik angerufen wurde, trat unweigerlich die Psyche in Aktion und produzierte spontane Fantasien mit allen Anzeichen seelischen Erlebens.“

Marc Barasch hat als Patient erkannt, was notwendig ist, Schwerkranke zu heilen, nämlich die Berücksichtigung, dass der Patient eine Persönlichkeit ist, der für die Gesundung die Macht des Wortes, die Macht der Emotionen, die Macht des Bewusstseins und Unbewussten sowie die Macht des Willens und schließlich auch die Macht der

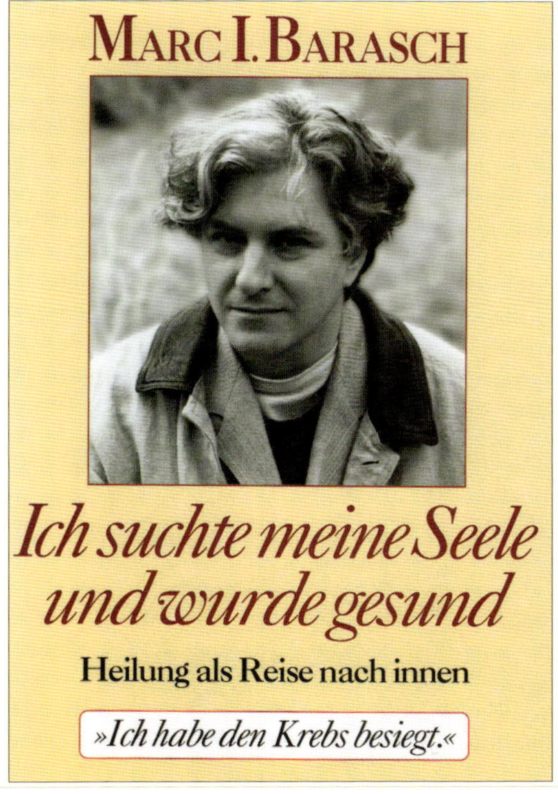


Abbildung 31:
Die Kraft des inneren Heilers steckt in jedem Menschen. Wichtig ist es dies zu erkennen.
[bearbeitetes Shutterstock]

Vorstellungskraft und der Fantasie dringend benötigt, die mittels Imaginationen Wirkung erhalten können.

Imaginationen wurden in der Antike eingesetzt, z.B. in Asklepieion in Pergamon. Zur Stärkung des Gesundwerdens und des Gesundseins ohne schädliche Nebenwirkungen sind Imaginationen heute mehr denn je gefragt.

Diese sollten als ein wichtiges Instrumentarium des Arztes zu jedem Therapie- und Prophylaxeprogramm gehören, nämlich als Stimulatoren des „inneren Doktors“ oder des „inneren Arztes“.

# Grundlagen zum Erlernen der schöpferischen Visualisierung

Unter Visualisierung verstehen wir die Fähigkeit, Vorstellungsbilder zu entwickeln, die über das emotionelle System bis in die verschiedenen Organsysteme, ganz besonders bis in das Immunsystem, das vegetative System und das hormonelle System reflektieren und dort funktionelle und strukturelle Veränderungen bewirken können.

Der Mensch hat die Fähigkeit zur Einbildungskraft. Er kann sich bildhaft Ereignisse, Personen und Gegenstände, Landschaften und auch seine inneren Organe plastisch und lebendig vorstellen. Neben der Sprache und dem logischen Denken besitzt der Mensch das „bildhafte" Denken und die „bildhafte" Sprache. Kinder lernen diese zuerst und können ihre Fantasie gut in gemalten Bildern darstellen, die meisten Erwachsenen haben diese Eigenschaft verlernt und vergessen. Diese Funktion wird vor allem durch die rechte Hirnhälfte (bei Rechtshändern) gewährleistet. Das bildhafte Denken kann uns mit dem Unbewussten verbinden. Durch Training kann erreicht werden, die eigenen Körperfunktionen und Organe, Zellen und ihre Funktionen bildhaft wahrzunehmen und sie so zu beeinflussen, dass sie sich funktionell und strukturell verändern können.

Diese Methode hat sich zwischenzeitlich verbreitet [Simonton, O. C., S. T. Simonton und J. Creighton 1994]. Mit Hilfe der Visualisierung ist es möglich, die eigenen Selbstheilungskräfte zu mobilisieren und selbst Erkrankte von Krebs zu befreien. Solche Erscheinungen werden häufig als Wunderheilung bezeichnet. Dabei müssen wir wissen, dass jede Heilung ein Wunder ist. Wir verletzen uns häufig im Alltagsleben. Unmerklich ist diese Verletzung verschwunden, ohne dass wir mehr dazu getan haben, als ein Schutzpflaster über die Wunde zu legen. Der Mensch ist ein Wunderwesen. Er besitzt ein Selbstheilungssystem. (siehe Kapitel 4)

Wenn der Mensch seine Selbstheilungskräfte kennt und diese mobilisiert und stimuliert, dann ist die Heilung der schwersten und bösesten Krankheit möglich und was noch wichtig ist, man kann sogar derartige Krankheiten verhindern. Das, was das Charakteristischste des Menschen ist, sind sein Geist und seine Seele (Emotionen), seine psychosozialen Funktionen. Diese Eigenschaften müssen wir für unsere Gesundheit, für unsere Lebensqualität, für Gelassenheit nutzen.

Die Visualisierung ist eine Ganzheitsmethode für Prävention und Heilung mit Einsatz der Gedanken, der Vorstellungskraft, der Emotionen, des Glaubens und anderen geistig-seelischen Prozessen. Die schöpferische Visualisierung kann die Selbstheilungskräfte stimulieren und erlaubt es uns auch zu verstehen:

- Wie wir zu uns selbst finden.
- Wie wir uns selbst erkennen und uns selbst lieben können.
- Wie wir Krankheiten und Leiden überwinden können.
- Wie wir die Gesundheit der Emotionen und Gedanken erhalten und optimieren können.
- Wie wir zu unserem Glück finden.
- Wie wir mit dem Bewusstsein, Fantasie und Vorstellungskraft unsere Körperprozesse beeinflussen und beherrschen und verändern können.
- Was uns der Glaube bedeutet.

Die bildliche Vorstellungskraft (das Wort, die Sprache und die Gedanken) stimulieren die Emotionen und das Verhalten des Menschen. Wenn wir uns Bilder vorstellen, werden stets Emotionen und damit Körperprozesse bis in die Zellen ausgelöst, obgleich wir die Bilder nur in Gedanken und nicht konkret sehen.

**Wir wollen das einmal gemeinsam üben:** Schließen Sie bitte die Augen und stellen sie sich eine Minute lang Wärme vor.

Wenn sie das konzentriert tun, spüren sie bald in ihren Armen und Beinen Wärme, weil mit dem vorgestellten Bild der Wärme die Blutgefäße erweitert werden. Dies erfolgt durch den Nervus Parasympathikus.

Jetzt stellen Sie sich vor, dass Sie in eine Zitrone beißen oder konzentrierten Zitronensaft trinken. Spüren Sie, wie Speichel fließt, um den vorgestellten Zitronensaft zu verdünnen?

**Nun die nächste Übung.** Schließen Sie bitte ein weiteres Mal die Augen und denken Sie an das Kuscheln, z.B. mit einem Plüschtier oder mit dem geliebten Partner.

Wenn Sie das konzentriert tun, werden sie bald ein Glücksgefühl verspüren. Sie haben mit diesem Vorstellungsbild den Neurotransmitter Oxitocin aktiviert und der hat sich an die verschiedenen Rezeptoren angebunden.

**Nach den positiven Emotionen soll nachfolgend eine negative zum Vergleich erzeugt werden.** Nun schließen Sie abermals die Augen und stellen sich einen übel riechenden Kadaver eines Tieres vor, auf dem sich Fliegen und Würmer befinden.

Wenn Sie das intensiv tun, werden Sie bald Ekel und Übelkeit verspüren. Mit diesem Bild haben Sie erheblich das Oxitocin reduziert und einen Überschuss von Adrenalin produziert.

**Um die durch die vorausgegangene Übung erzeugten negativen Gefühle zu vertreiben, versetzen Sie sich mit geschlossenen Augen in einen fröhlichen Zustand,** z.B. holen Sie aus der Erinnerung ein glückliches Erlebnis hervor, z.B. das erste Zusammentreffen mit einer heiß geliebten angebeteten Freundin (Freund) in Ihrer Jugendzeit.

Sie fühlen Freude, Glück, Erotik und Liebe. Schon werden Dopamin, Noradrenalin, Endorphine, Acetylcholin, Oxitocin und männliche bzw. weibliche Sexualhormone freigesetzt.

Die bildhafte Vorstellung wird durch Wörter oder gedachte Wörter ausgelöst. Das Wort, die Sprache hat für den Menschen bezüglich seines emotionellen Zustands große Bedeutung. Das ist schon seit langem bekannt. Gegenwärtig wird nachdrücklich die „sprechende Medizin“ [Hüther 2004] gefordert.

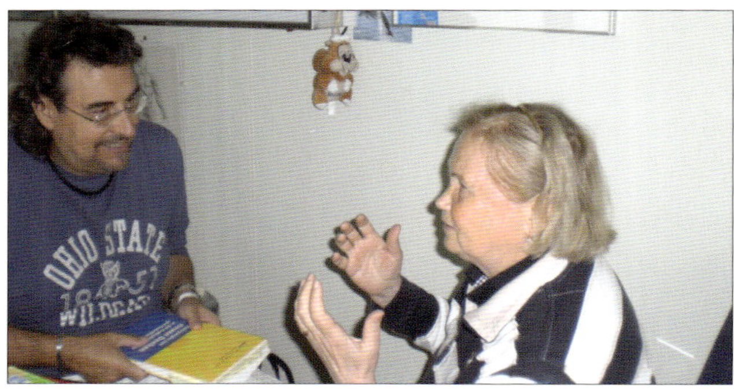

Abbildung 32: Worte können eine starke Wirkung erzielen [Archiv Hecht]

## Die Macht des Wortes (Sprache)

Das Wort hat eine mächtige Kraft. Mit ihm kann man undenkbare Wirkungen erzielen. Wenn ich den Begriff Wort verwenden, dann meine ich es im weitesten Sinne, nämlich als gesprochene Sprache, als Schrift und als Gedanken. Das Wort in diesem Sinne ist für den Menschen der Stimulus oder Reiz, der die intensivsten und stärksten Reaktionen oder Leistungen auslösen kann. Anfeuerungsrufe im Sportstadion vermögen den Athleten eine ungeheure Kraft zu verleihen. Buhrufe können aber seine Leistungen schnell hemmen.

Wer gut zu beobachten vermag, weiß um diese energieentwickelnde oder hemmende Wirkung des Wortes. Ein lobendes Wort z.B. löst ein Erfolgserlebnis aus und versetzt uns in freudige Stimmung und lässt unser Herz höher schlagen (Erhöhung der Pulsfrequenz durch freudige Erregung).
Ein Wort anderer Bedeutung oder mit anderer Intonation kann verletzen, Ärger und Wut stimulieren und dabei die „Galle zum Überlaufen“ bringen, d.h. Gallenschmerzen, aber auch Bauchschmerzen verursachen. Durch ein verletzendes Wort kann auch Scham die Folge sein, verbunden mit Errötung des Gesichtes und der Halspartie. Hierbei erweitern sich die Blutgefäße eines Halsmuskels. Beim Lesen spannender Bü-

cher bekommen manche Menschen, besonders Kinder, einen hochroten Kopf, weil der Blutdruck durch das visualisierte Schriftwort zum Ansteigen veranlasst wurde.

Das Wort als Sprache, Schrift und Gedanken hat auf unsere gesamten Körperprozesse einerseits eine heilende und gesundheitsfördernde (Placebo), andererseits aber auch krankheitsverursachende und krankheitsverstärkende (Nocebo) Wirkung (Placebo, lateinisch: ich werde gefallen; Nocebo, lateinisch: ich werde schaden). Eine freundlich aufmunternde Bemerkung des Arztes an den Patienten ist häufig bereits die halbe Heilung. Ein unbedacht ausgesprochenes Wort dagegen vermag ungeahnte Folgen auszulösen, wie es folgendes Beispiel zeigen wird:

Während einer Chefvisite in einem Krankenhaus wurde einem jungen Arzt die Aufgabe gestellt, die Milz eines Patienten zu untersuchen. Der junge Arzt tat es und teilte sein Untersuchungsergebnis in Gegenwart des Patienten dem Chefarzt mit: „Keine Milz". Das bedeutet in der ärztlichen Umgangssprache soviel wie „normal", sie ist nicht vergrößert, sie ist nicht zu tasten. Der Patient hatte aber den Verlust seiner Milz verstanden. Wenige Stunden später traten bei diesem Patienten starke psychische und körperliche Veränderungen auf. Er sah bleich aus, hatte eine erhöhte Körpertemperatur. Pulsfrequenz und Blutdruck waren angestiegen. Der Patient war depressiv, lehnte jegliche Nahrung ab und verweigerte Antworten auf die an ihn gerichteten Fragen.

Die folgende Nacht schlief er nicht und lief unruhig herum. Am nächsten Morgen beauftragte er eine Krankenschwester, seine Angehörigen an sein Krankenbett kommen zu lassen, damit er sich von diesen verabschieden kann, denn er müsste bald sterben. Die erstaunten Krankenschwestern benachrichtigten den Arzt. Im ärztlichen Gespräch stellte es sich heraus, dass die Worte „keine Milz" diese starken geistigen und körperlichen Veränderungen verursacht haben. Der Patient litt unter der starken Vorstellung, die er entsprechend visualisierte, dass ein Mensch ohne Milz nicht leben kann. Das war eine Vorstellung, die jeder Grundlage entbehrt, die aber einen Menschen in sehr kurzer Zeit in den Zustand eines Sterbenden versetzen konnte. Die sachliche und einfühlsame Aufklärung des Patienten durch den Arzt beseitigte in wenigen Tagen alle seine körperlichen und geistigen Veränderungen, welche die Worte „keine Milz" ausgelöst hatten. Analoge Prozesse können sich vollziehen, wenn der Arzt die Diagnose Krebs stellt und sie nüchtern und gefühllos übermittelt oder ohne Zuwendung nur in den Krankheitsakten blättert.

Eine bedeutende Rolle spielt beim Menschen das gedachte Wort, d.h. die Gedanken. Gedanken sind durch äußere oder innere Energiezufuhr ablaufende Prozesse des Gehirns.

Die Gedanken können kreativ, positiv, anregend, wohlfühlend, aber auch negativ, destruktiv, schmerzauslösend und sein. Das so genannte negative „Gedankenkarussell„ verhindert das Einschlafen und vermag Erkrankungsprozesse zu verschlimmern, besonders wenn die Gedanken angsterfüllt sind.

Mit unserem Bewusstsein, mit unserem Verstand können wir Gedanken nützlich einsetzen. Als umgewandelte Energie können Gedanken Gefühle auslösen. Gewöhnlich folgt dem Gedanken wenige Sekunden später das Gefühl (als Synonym wird auch Emotion verwendet).

## Die Emotionen

Die Emotionen (Gefühle) zählen neben dem Denken und dem Gedächtnis zu den Hauptformen der Funktionsäußerungen des Gehirns. Emotionen sind multifunktionelle, flexible, biopsychosoziale Prozesse, die den Menschen mit außerordentlicher Schnelligkeit auf Umwelteinflüsse und auf innere Stimuli adäquat reagieren lassen. Emotionen sind ein Indikator der anzeigt, ob die Einflüsse für ihn nützlich oder schädlich sind.

Die Emotionen treten mit drei Funktionskomponenten in Erscheinung, die nicht voneinander getrennt ablaufen und durch Gedanken bzw. Wahrnehmungs-, Denk- und Bewusstseinsprozesse stimuliert werden.

**Erstens: Emotionelles Erleben = Subjektive Wahrnehmung**

- **Positives emotionelles Erleben: angenehm, wohlfühlend, aktivierend**

Wissenschaftlich gesicherte Kenntnisse über die Gesundheitsrelevanz der positiven Emotionen, wie z.B. Lebensfreude, Frohsinn, Fröhlichkeit, Optimismus, Glaube, Glück, Wille, Freude, Herzlichkeit, Warmherzigkeit, Geborgenheit, Begeisterung, Zufriedenheit, innere Harmonie, freiwillige Selbstbeherrschung, Selbstvertrauen, Vertrauen, Liebe, Selbstliebe, Gewissenhaftigkeit, Zuverlässigkeit, Zuversicht und der Rhythmus mit der Zeit sind in vielen Artikeln und Büchern beschrieben worden [Hecht 2002, Gut schlafen].

- **Negatives emotionelles Erleben: unangenehm, aufregend, deaktivierend, destruierend**

Hierzu liegen ebenfalls gesicherte wissenschaftliche Kenntnisse über die Krankheitsrelevanz der negativen Emotionen, wie z.B. Ärger, Angst, Furcht, Pessimismus, Wut, Neid, Hass, Missgunst, Egoismus, Begierde, Zorn, Schreck, Kaltblütigkeit, Habgier, Verlassenheit, Rücksichtslosigkeit, Mutlosigkeit, Feigheit, Geiz, Gewinnsucht, Unzufriedenheit, Traurigkeit u.a. vor.

„In einer Welt ohne Geborgenheit können sich das Hirn (also Seele und Geist) nicht entfalten!“ [G. Hüther: Die Liebe ist ein Naturgesetz, das Gehirn ein Sozialorgan. Publik-Forum (1999) Nr. 18, S. 19-21].

Bezugnehmend auf die positiven und negativen Emotionen schrieb Ralph Waldo Trine: [zitiert bei A. Bilz: Bilz' Goldene Lebensregeln. 2. Aufl. 1996]

„Es steht bei dem Menschen selbst, ob seine Seele in einem stattlichen Haus von nimmer zu nehmender Herrlichkeit und Schönheit wohnen soll oder in einer elenden Hütte, die in Trümmer fällt und dem Untergang geweiht ist."

Wenn die Emotionen mit Hilfe von positiven Gedanken in die richtigen Bahnen geleitet werden, dann vermögen sie die Lebensprozesse in ihren optimalen Grenzen zu halten und sie vor negativen Einwirkungen zu schützen.

**Zweitens: Emotionelle Expression = Ausdrucksformen der Emotionen**

- Haltung
- Mimik
- Gestik
- Intonation der Sprache

**Drittens: Emotionelle Reaktionen**, die sich in den

- vegetativen Funktionen (Blutdruck, Stoffwechselprozesse)
- hormonellen Funktionen
- immunologischen Funktionen
- motorischen Funktionen

zeigen. Über diese Funktionen lassen sich emotionelle Zustände in Form von unspezifischen emotionellen Reaktionen messen. Es ist ein Grundprinzip der Visualisierung mit Hilfe des Wortes und der Gedanken die Emotionen zu steuern und Einfluss auf körperliche Vorgänge zu nehmen.

## Überzeugung, Glaube

Hippokrates, griechischer Arzt und Begründer der wissenschaftlichen Medizin (460 bis ca. 370 v. Chr.), traf die Feststellung: „Ein Patient, der schon vom Tod gezeichnet ist, kann dennoch durch den Glauben an die Kunst seines Arztes genesen." Wenn ich die verinnerlichte, feste Überzeugung in mir trage, nicht zu erkranken, dann bleibe ich auch gesund.

Dazu gibt die Medizingeschichte ein treffendes Beispiel:

Max Pettenkofer (1818 bis 1901), ein Hygieniker an der Münchener Universität, war als Widersacher von Robert Koch der Meinung, dass Krankheiten nicht durch Bakterien entstehen können. Um das zu beweisen, trank er vor dem Auditorium von Wissenschaftlern und Studenten ein Glas Wasser mit mehreren Millionen Choleraerregern aus. Ergebnis: Er blieb gesund und zeigte auch nicht das geringste Zeichen dieser gefürchteten Krankheit. Er besaß eine große Widerstandskraft und ein gutes Immunsystem.

Durch die feste Überzeugung von seiner eigenen Gesundheit und von der Unwirksamkeit der Bakterien kann man sein Immunsystem stärken. Die neue Fachrichtung Psycho-Neuro-Immunologie erbrachte dafür viele Beweise.

Heute wissen wir, dass der Glaube nicht nur an die Kunst des Arztes, sondern auch der Glaube an Arzneimittel (Placebo), an Heilverfahren, an Gott und nicht zuletzt der Glaube an sich selbst, ein wichtiger Heilfaktor sein kann [Benson 1997].
Genauso steht es mit der Überzeugung, denn Glaube und Überzeugung sind oft nicht voneinander zu trennen. Das führt zu dem bekannten Placebo Effekt. (Mindestens 30 % der Wirkung eines Medikaments ist auf den Placebo Effekt zurückzufühen.)

Glaube und Überzeugung sind mit die Hauptträger der Erhaltung und Wiederherstellung des Gesundseins und des Gesundwerdens. Diese sind in die Visualisierung mit einzubeziehen.

## Wille und Motivation

Die bisherigen Darlegungen zeigten, dass für die Heilung von Kranken oder zur Stärkung der Gesundheit die aktive Mitarbeit des Patienten gefordert ist. Die Erfahrungen zeigen, dass nur auf diesem Weg die volle reale Gesundheit wiederherzustellen oder zu erhalten ist. Nicht wenige Patienten fühlen sich heute, dank ihrer Rollen der Patientenidentität, in einem abhängigen Zustand von der Medizin. Eine derartige Einstellung erweist sich als ein Irrtum, der sich in einem „unglücklichen, leidgeplagten und unzufriedenen Leben“ und einem nie zu heilenden kranken Zustand reflektieren kann.

**Die passive Abhängigkeit vom Arzt kann gleiche Formen annehmen wie die Abhängigkeit von Arzneimitteln.** **Der Arzt und der Patient als Persönlichkeiten sollten eine unabhängige, gleichberechtigte Partnerschaft bilden**. Die aktive Mitwirkung an der eigenen Gesundung bzw. Gesundheit ist aber das Allerwichtigste: Dazu bedarf es eines starken Willens und einer hohen humanistischen Motivation, hinter der ein großes geistig-emotionelles Engagement steht. Bezüglich der Stressbewältigung und Stressbeherrschung widmete der Entdecker dieses Phänomens, Hans Selye, sein Buch „Der Lebensstress“ all denjenigen, „die weder zu ängstlich sind den Stress eines erfüllten Lebens zu genießen noch so naiv sind zu meinen, dass sie das tun können ohne intellektuelle Anstrengungen“. Was für den Stress gilt, gilt auch für das Gesundsein und für das Gesundwerden: Intellektuelle Anstrengungen (z.B. die Kraft des Willens) und Kreativität (z.B. die schöpferische Visualisierung) sind gefordert.

## Gesundheitsidentität und nicht Aufbau einer Krankenkarriere!

Die Texte der Visualisierung sind so abgefasst, dass sie auf die Identität mit sich selbst als gesunde Persönlichkeit einstimmen. Bezüge, Worte oder Formulierungen zum Krankheitsgeschehen werden sparsam gehalten, weil positive Assoziationen (gedankliche Verbindungen des Positiven) und nicht negative Assoziationen (gedankliche Verbindungen des Negativen) konditioniert werden sollen. An etwas glauben und von etwas überzeugt sein heißt gleichzeitig, sich damit zu identifizieren.

Leider ist unsere Gesellschaft so geprägt, dass nicht wenige Menschen nach der Diagnose einer Krankheit ihre Persönlichkeitsidentität gegen eine Patientenidentität austauschen und eine Krankheitskarriere beginnen. Schlagartig ist nach einem Arztbesuch ein anderer Mensch entstanden, der nur nach seinen körperlichen Leiden und nicht als Persönlichkeit beurteilt und behandelt wird. Die soziale Umwelt bemitleidet den Kranken, und dieser entdeckt dabei auch scheinbare subjektive Vorteile des Krankseins. Zum Beispiel

- Die Flucht vor schwierigen Aufgaben, belastenden Situationen, ungelösten Konflikten, Verantwortung usw.
- Erwarten und Erhalten von Zuwendung, Beachtung, Entgegenkommen, besondere Rücksichtnahme
- Schutz vor geistigen und körperlichen Belastungen
- Durch das Kranksein in den Mittelpunkt von gesellschaftlichen Gruppen gerückt zu werden

Diese und andere „Vorteile" des Krankseins hemmen aber die Genesung und verstärken durch Konditionierung die Chronifizierung des Krankheitsprozess. Die Ursache für die „Nutzung der Vorteile des Krankseins" liegt darin, dass Ärzte und Angehörige sich nur um die körperlichen Leiden und nicht um die Psyche des Patienten kümmern. Gerade diesbezüglich benötigen sie Zuwendung und Hilfe. Sie werden aber oft mit ihren Problemen, Sorgen und Ängsten allein gelassen.

**Das Umstimmen von Zweifel in Überzeugung und Glauben, von Hoffnungslosigkeit in Hoffnung, von Angst in Lebensmut, von Pessimismus in Op-**

**timismus fördert das Gesundsein und das Gesundwerden und sollte Bestandteil für jede Therapie sein. Die Visualisierung spiegelt sich in biologischen Strukturen und Funktionen, selbst in molekular-biologischen Prozessen, wider. Daraus resultiert auch das Umstimmen von Persönlichkeitsidentität in Patientenidentität und umgekehrt. Die Visualisierung hat daher auch das Ziel, die Patientenidentität in die einer gesunden Persönlichkeit zu überführen, bzw. den Verlust der Persönlichkeitsidentität im Krankheitsfall zu verhindern.**

## Warum brauchen wir die Visualisierung als Heil- und Vorbeugungsmethode?

Die heutige menschliche Gesellschaft ist nach außen gerichtet und auf Erfolg eingestellt. Die Technisierung, die Informations- und Kommunikationsmittel, die Massenmedien und das Vergnügungsmanagement sowie viele Tätigkeiten bewirken, dass der Mensch sich nach außen orientiert und konzentriert, womit er sich vom eigenen „Ich", von der Individualität, von seiner Seele entfernt.

Intuitiv und gefühlsmäßig spüren dieses bereits nicht wenige Menschen:

- Sie spüren, es fehlt ihnen Liebe und Selbstliebe
- Fehlleistungen, Fehlerlebnisse treten auf
- Dysharmonien mit sich selbst und mit anderen Menschen werden häufiger
- Negative Emotionen dominieren

Der von Technik, Informatik und Verhaltensklischees geplagte Mensch unserer Zeit wird süchtig nach positiven Emotionen. Er verliert dabei die Kontrolle über seine Emotionen oder unterdrückt sie und strebt leider nach fehlgesteuerten emotionellen Erlebnissen, z.B.

- nach gutem üppigen Essen
- nach Vergnügen und Zerstreuung
- nach Alkohol und Drogen
- nach Erleben und Sex usw.

Wenn diese oberflächlichen emotionellen Erlebnisse vorbei sind, fühlen sich viele Menschen unzufrieden, unglücklich. Infolgedessen wird wieder die Sucht nach positiven Emotionen, nach Erleben, nach Erfolgen stimuliert. Auf diese Weise wird massenweise emotioneller Dauerstress erzeugt und dieser sollte eigentlich vermieden werden. Eine neue Lebensweise ist daher gefordert. Der Lebensstil muss geändert werden. Die Visualisierung des Gesundseins kann dabei hilfreich sein.

# Was ist bei der Visualisierung zu berücksichtigen?

## Verinnerlichung des Visualisierungserlebens

Informationen, die wir aus der Umwelt aufnehmen, aber auch Signale aus dem Inneren unseres Körpers, können ins Gedächtnis einprogrammiert werden. Das Gedächtnis dient aber nicht nur der reinen Wissensaufnahme, sondern ist vor allem die Grundlage für die gesamte Persönlichkeits- und Bewusstseinsentwicklung, aber auch für die Entstehung von Krankheiten und deren Beseitigung. Eindrücke, tiefe Erlebnisse, Überzeugungen, Einstellungen, Hoffnungen und Glauben, aber auch psychische Traumen und psychischer Schock können in das Gedächtnis fest eingeprägt werden. Derartige Prägungen, auch als Konditionierungen bezeichnet, bestimmen unser tägliches Verhalten und unsere Handlungen genauso, wie auch das Entstehen und Heilen von Krankheiten. Letzteres ist häufig ein Umlernen bzw. eine Umkonditionierung. Gedächtnis und Emotionen sind zwei sich harmonisch ergänzende Geschwister. Auch im Gehirn sind sie in bestimmten Regionen vereint.

Um die Verinnerlichung des Textes der Visualisierung zu gewährleisten, ist es erforderlich, diesen wiederholt zu lesen und sich voll und ganz damit zu identifizieren. Oberflächliches Wahrnehmen des Textes hat keine Wirkung. Regelmäßigkeit, Zielstrebigkeit, emotionelles Engagement, tiefes Begreifen und Visualisierung des Inhaltes sind Voraussetzungen für die Verinnerlichung der Überzeugung, ein gesunder Mensch zu sein oder zu werden.

Die Verinnerlichung der Visualisierung ist quasi ein Lebensqualitäts-, ein Lebensstil-, ein „Gesundseinerlernen“. Es ist wissenschaftlich erwiesen, dass viele Krankheitsprozesse, z.B. Allergien, psychosomatische Krankheiten, neurotische Erscheinungen, durch Fehlverhalten und Fehlleistungen im täglichen Leben konditioniert, also quasi erlernt werden können. Die Visualisierung kann ein „Umlernen“ von Kranksein in Gesundsein bewirken. In diesem Fall liegt eine positive Dekonditionierung vor.

## Auf die Rhythmen kommt es an

Die Lebensprozesse des Menschen verlaufen rhythmisch in verschiedenen Periodenlängen. Es gibt Monats-, Wochen-, Tages-, Stunden-, Minuten-, Sekunden- und Millisekunden Rhythmen, die im Lebewesen Mensch nachgewiesen worden sind. Es wird von einer Zeithierarchie bzw. einer Rhythmushierarchie gesprochen, der unsere psychobiologischen Funktionen unterliegen. Störungen der Rhythmen führen zur Desynchronisation und Störung der Gesundheit. Regelmäßige Erholungszeiten, z.B. alle ca. 2 Stunden, ein regelmäßiger Schlaf-Wach-Zyklus mit relativ festen Aufsteh- und Zubettgehzeiten, regelmäßige Wochenenderholung, regelmäßige Nahrungsaufnahme und rhythmisches Atmen gehören zu einer gesunden Lebensweise des Kranken und des Gesunden.

Deshalb ist es erforderlich, die Visualisierung **regelmäßig** durchzuführen. Die Zeit morgens vor dem Frühstück ist eine sehr günstige Zeit. Auch am frühen Nachmittag ist es möglich, zu visualisieren. Es ist sehr nützlich beim Visualisieren am Nachmittag zuvor einen Minischlaf von 10 bis 15 Minuten durchzuführen, damit man frisch und ausgeruht ist. Zum Visualisieren benötigt man nämlich Energie und Kraft, vor allem in den ersten Übungsstunden.

## Richtig atmen heißt rhythmisch atmen

An den Atemrhythmus sind zahlreiche Rhythmen anderer Körperprozesse gekoppelt. Deshalb bewirkt das richtige rhythmische Atmen eine Synchronisation, die subjektiv als Wohlbefinden und innere Harmonie erlebt wird. Negative Emotionen können infolge starker Erregung (Angst, Enttäuschung, Wut usw.) ein grobes Atmen, also Schnaufen bewirken. Andererseits kann ruhiges, tiefes Atmen negative Emotionen (z.B. Wut, Zorn, Ärger, Angst) beseitigen und kontrollierte meditative Ruhe und Gelassenheit auslösen. Es sollte möglichst immer durch die Nase mit geschlossenem Mund geatmet werden. Der Ausatemzug soll immer länger als der Einatemzug sein.

**Zur Visualisierung sollte das verbundene Atmen verwendet werden:**

In diesem Fall wird eingeatmet und ohne Pause wieder ausgeatmet.

**Mitteltiefe Atmung** (liegend, sitzend, stehend, langsam gehend):

Ruhiges Atmen, wenig Atemzüge pro Minute wirkt sehr beruhigend.

Beim Einatmen: Unterkörper zieht sich zusammen, der Brustkorb füllt sich mit Luft.

Beim Ausatmen: Brustkorb entleert sich

(fällt zusammen), Unterkörper füllt sich.

Mit geschlossenen Augen lässt sich der Rhythmus bzw. die Schwingung des Atmens bewusst erleben. Die Konzentration auf den Atemrhythmus schützt vor gedanklichen Ablenkungen beim Atmen.

Zur Visualisierung sollte die mitteltiefe Atmung verwendet werden.

Die Dauer des Ausatmens soll immer etwas länger sein als die des Einatmens. Man kann z.B. beim Ein- und Ausatmen mitzählen. Zum Beispiel:

Einatmen – zählen: 1, 2, 3, 4, 5

Ausatmen – zählen: 1, 2, 3, 4, 5, 6

Wer eine geringe Vitalkapazität seiner Atmung oder Schmerzen hat, kann nur bis 4 und 5 zählen. Nach einiger Übung kann man die Atemzüge verlängern, indem man bis 8 und 9 oder sogar bis 10 zählt.

Der Atemrhythmus kann auch durch einen Taktgeber gesteuert werden, z.B. durch einen Gong [CD Hecht 2002: Gut schlafen).

Man kann sich auch ein zweisilbiges Wort wählen und beim Einatmen die erste Silbe und beim Ausatmen die zweite Silbe gedanklich sprechen, z.B. Lie-be, Frie-de, Freu-de. Damit gelangen Sie zum meditativen Atmen.

**Feinatmung** (in ruhigen Positionen):

Hierbei wird ganz leicht rhythmisch und ruhig durch die Nase geatmet. Die buddhistischen Mönche prüften die Feinatmung mit einer Kerze. Bei richtigem Feinatmen darf sich die Flamme der Kerze nicht oder nur wenig bewegen. Bei zu grobem Atmen flackert die Flamme der Kerze oder wird sogar gelöscht. Die Feinatmung muss erst erlernt werden. Das richtig rhythmische Atmen gehört zu einer effektiven Visualisierung, weil sie die Relaxation und Harmonisierung von Geist, Seele und Körper bewirkt.

## Relaxation

Muskeln, Seele und Geist sollen während der Visualisierung entspannt sein bzw. durch Übung in die Entspannung überführt werden.

**Voraussetzung und Vorbereitung für die Visualisierung**

- Ein ruhiger, störungsfreier, Licht gedämpfter Raum.
- Ein bequemer Sessel.
- Regelmäßigkeit des Übens (Es muss täglich 1- bis 2-mal geübt werden.).
- Bequem im Sessel Platz nehmen.
- Sitzend, mit den Fußsohlen den Boden berühren.

Während des Visualisierens sollten keine anderen, vor allem keine negativen Gedanken, zugelassen werden. Mit dem Atmen sollte erst einmal Gedankenleere geschaffen werden. Auftretende Gedanken stressen und stören den Prozess des Visualisierens. Nichts darf stören. Auch die Kleidung sollte gelockert werden oder lockere Kleidung getragen werden. Die Visualisierung ist mit geschlossenen Augen durchzuführen.

Es empfiehlt sich:

- Tagebuch über die Visualisierung zu führen
- Erlebte Bilder zu malen
- den Text nachlesen und verinnerlichen oder nach eigenen Bedürfnissen variieren

**Das Visualisierungsprogramm besteht gewöhnlich aus folgenden Teilabschnitten:**

- **Rhythmisches kontrolliertes, meditatives Atmen**
- **Relaxation (Entspannung)**
- **Mobilisierung positiver Emotionen**
- **Mobilisierung der Abwehrkräfte des Immunsystems,**
- **Herbeiführung des gesunden Zustandes**
- **Überzeugung von eigener Gesundheit und von der eigenen Persönlichkeitsidentität**
- **Optimistische Zukunftsorientierung**
- **Zurückrufen in die Realität**
- **Beenden der Visualisierungssitzung durch lautsprechende Imagination**
- **Aufnehmen der beabsichtigten oder gewohnten Tätigkeit in zuversichtlicher optimistischer Stimmung**
- **Zukunftsorientierung**

Ich lasse meine Patienten als Abschluss der Visualisierung und des meditativen Atmens folgende Worte sprechend durch entsprechende Gestik unterstreichen: „Ich bin gesund. Ich bin glücklich. Ich bin stark. Ich bin jung. Ich bin schön."

**Wer sich durch Visualisierung (wenn sie richtig und regelmäßig durchgeführt wird) die richtige Überzeugung verschafft, dass sein Immunsystem stark ist, dass sein Selbstheilungssystem unerschütterlich ist, Vertrauen zu sich selbst hat und einen starken Glauben besitzt, kann vielen gesundheitsschädigenden Einflüssen trotzen. Außerdem verstärkt er die Zuwendung zu seinem Innenleben, vor allem zu seinen Emotionen und somit zu sich selbst. Auf diese Weise entwickelt sich ein neues Bewusstsein und eine Neuorientierung auf den Sinn des Lebens.**

Bei den nachfolgenden Beispielen von verschiedenen Texten der Visualisierung habe ich neben meinen eigenen auch Elementen der Visualisierungsmethoden des Ehepaars Simonton [1994] und der von Jasmuheen [In Resonanz 2004] mit einbezogen. Anregungen gab mir auch das Buch von Gerald Hüther [2004] „Die Macht der inneren Bilder".

Machtvolle innere Bilder zu schaffen stärkt nicht nur das Gesundsein und die Persönlichkeitsentwicklung, sondern bewirkt Ruhe, Ausgeglichenheit, hohe Lebensqualität, Gelassenheit und inneren Frieden mit sich selbst.

# Imaginationsbeispiele zum Kennenlernen und Erlernen der schöpfersichen Visualisierung

Die nachfolgend angeführten Imaginationen sind Beispiele, die demonstrieren sollen, wie man die Visualisierung durchführen kann. Alle angeführten Imagination habe ich teilweise an größeren und teilweise an kleinen Gruppen ausprobieren lassen. Sie erwiesen sich als therapieeffektive Stimuli. Die teilnehmenden Personen waren begeistert. Sie brachten die Bereitschaft mit, das Visualisieren zu erlernen und zu praktizieren.

Für eine Anzahl von Menschen, die ich ansprach, war der Zeitaufwand zu groß. Ja, der Zeitaufwand ist groß, der Gewinn aber auch! Wer diese Bereitschaft nicht hat, sollte sich nicht mit der Visualisierung beschäftigen. Dr. Jon Kabat-Zinn hat in seinem Buch: „Zur Besinnung kommen: Die Weisheit und der Sinn und die Sinne der Achtsamkeit in einer aus den Fugen geratenen Welt" ein Kapitel überschrieben: „Meditation ist nichts für Feiglinge", d.h. „nichts für Menschen, die aus Gewohnheit die leise Stimme der Sehnsucht des Herzens ignorieren". Jon Kabat-Zinn möchte ich voll und ganz zustimmen. Wir brauchen inneren Frieden, wir brauchen Gelassenheit, um uns in der immer mehr aus den Fugen geratenen Welt zurechtzufinden. Das Visualisieren, einschließlich des Meditierens oder der meditativen Atmung, bringt uns das, was unsere „Seele" dringend braucht: Die Wahrnehmung des Inneren, die Einkehr in uns selbst, zu uns selbst finden.

Wenn Sie sich eines der angeführten Imaginationsbeispiele ausgewählt haben, dann prägen Sie sich die Texte durch mehrmaliges Lesen ein, so dass Sie diese auswendig beherrschen. Sie können aber auch die Texte nach Ihrer persönlichen Note ändern. Sie können die Texte verkürzen oder auch verlängern, z.B. durch Wiederholungen oder eigene Formulierungen.

**Hinweis:**
Die Anweisungen zur Visualisierung können kopiert und als Kartensysem ausgedruckt werden. So kann die Visualisierung wie mit Karteikarten verinnerlicht werden.

# 1. Positive Emotionen und Lebensenergie durch Verinnerlichung der Sonnenstrahlen

## Vorbemerkung

In Kapitel 3 wurde beschrieben, welche Bedeutung die Sonnenstrahlen für den Menschen haben und dass diese bis in die Zellen eindringen und dort Lebensenergie produzieren können. Unserem visuellen System ist es dank unseres Bewusstseins egal, ob es die Sonnenstrahlen direkt als Information verarbeitet oder nur als Vorstellung, als Visualisierung.

Mit dieser Visualisierung können Sie sich positive Emotionen, Lebensenergie, Harmonie, Entspannung und Gelassenheit, gute Schlafqualität und vor allem Gesundsein verschaffen. Lesen Sie zuvor noch einmal das Kapitel 3 und beschäftigen Sie sich mit der Heliotherapie und Heliohygiene. Verschaffen Sie sich die Einstellung: Die Sonne ist gut für mich. Sie gelangt auch durch die Visualisierung in ihre Zellen. Schauen Sie sich die Bilder mit dem Sonnenaufgang an.

**Abbildung 33:** Sonnenaufgang [Archiv Hecht]

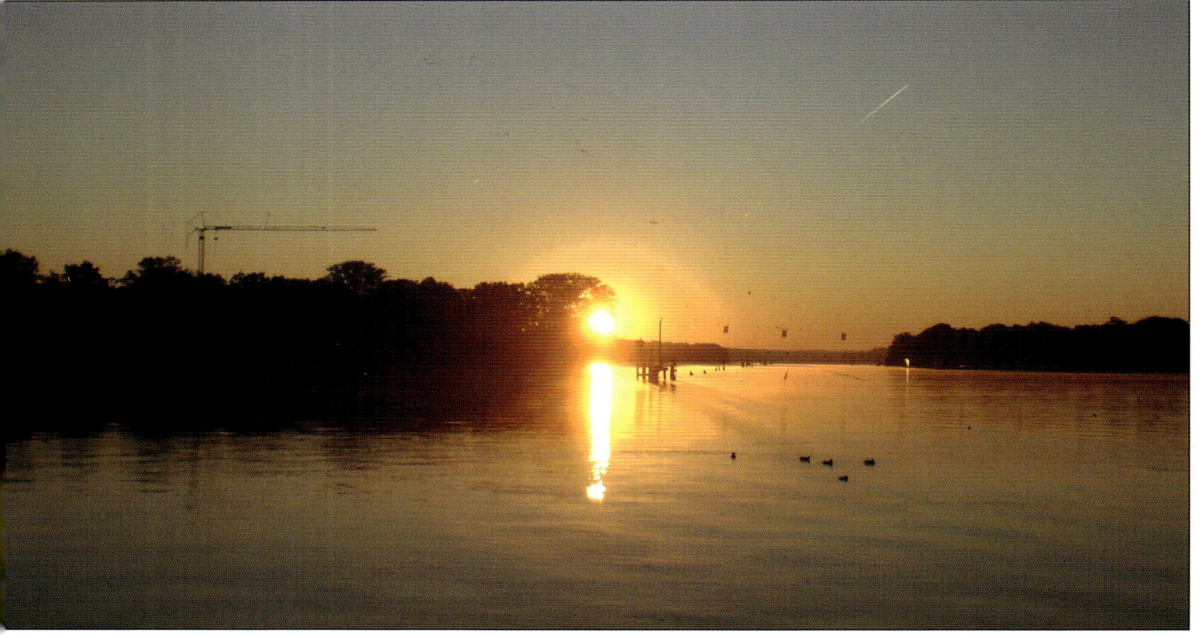

## Anleitung zur Visualisierung

1

- Sie haben sich alle Voraussetzungen geschaffen, um die Visualisierung ungestört durchzuführen. Sie haben das Telefon abgeschaltet, Familie oder Kollegen akzeptieren Ihre „heilige Zeit" der schöpferischen Visualisierung. Sie haben eine dieser Übung angepasste Sitzgelegenheit vorbereitet. Ihre Kleidung sitzt locker und drückt nicht. Der Bauch ist nicht überfüllt. Sie können locker atmen.
- Setzen Sie sich bitte bequem in einen Sessel oder auf einen bequemen Stuhl. Überprüfen Sie bitte, dass Sie nicht verspannt sind, sondern Arm-, Rumpf- und Beinmuskeln sich im lockeren Zustand befinden

Heben Sie bitte die Arme und lassen Sie diese locker fallen. Das Gleiche tun Sie bitte auch mit den Beinen und danach mit dem Kopf.

Schließen Sie bitte die Augen und versuchen Sie mitteltief zu atmen. Verwenden Sie bitte die verbundene Atmung. Die Dauer des Ausatmens soll dabei immer länger sein als das Einatmen.

Jetzt beginnen Sie: langsam mitteltief einzuatmen und langsam mitteltief auszuatmen.

Zur Kontrolle können Sie beim Einatmen gedanklich von 1-6 zählen und beim Ausatmen von 1-7.

Üben Sie bitte.

Einatmen und zählen: 1, 2, 3, 4, 5, 6;
Ausatmen und zählen: 1, 2, 3, 4, 5, 6, 7;
Einatmen und zählen: 1, 2, 3, 4, 5, 6;
Ausatmen und zählen: 1, 2, 3, 4, 5, 6, 7;
und so weiter; drei Minuten lang.

2

Wichtig ist des Weiteren, dass Sie sich den Rhythmus des Ein-und Ausatmens durch gedankliches Mitschwingen fest einprägen. Fliegen Sie bitte niemals mit den Gedanken weg, sondern konzentrieren Sie sich voll auf das rhythmische Ein-und Ausatmen. Wenn Sie das richtig und gut beherrschen, werden Sie bald innerer Harmonie und Inneres Wohlbefinden durch das Mitschwingen verspüren.

Alternative:

Das Wegfliegen der Gedanken können Sie auch dadurch verhindern, indem Sie sich ein zweisilbiges Wort mit positiver Bedeutung wählen und beim Einatmen die erste Silbe gedanklich äußern und beim Ausatmen die zweite Silbe. Zum Beispiel:

Einatmen: Freu- Ausatmen: -de
Einatmen: Lie- Ausatmen: -be
Einatmen: Frie- Ausatmen: -den

Wenn Sie sich eine Variante gewählt haben, sollten Sie diese immer bei jeder Visualisierung verwenden.

Atmen Sie nun geistig konzentriert auf den Rhythmus mit geschlossenen Augen. In diesem Rhythmus verbleiben Sie bitte 2-3 Minuten.

- Schwingen Sie sich so auf diesem Rhythmus ein, dass Ihre Emotionen und Ihr ganzer Körper mitschwingen. Fühlen Sie sich dabei wie auf einer Gartenschaukel oder in einer Wiege, auf der Sie in völliger Entspannung rhythmisch hin und her wiegen.
- Nun gehen Sie bitte im völlig entspannten Zustand zur weichen Atmung über. Atmen Sie bitte ganz weich durch die Nase. Ganz weich aus- und einatmen.

Verbleiben Sie in diesem Zustand ein bis zwei Minuten.

3

- Sie sind nun ganz entspannt und die Schwingungen des Atemrhythmus erfüllen Sie mit Wärme, innerer Harmonie, Glück und Wohlbefinden.
- Jetzt versetzen Sie sich bitte in den Zustand des Glücks und der Freude. Erinnern Sie sich bitte an eine glückliche Zeit im Ihrem Leben. (Diese legen Sie bitte vor Beginn der Visualisierung fest oder schreiben Sie sich diese auf, damit Sie durch gedankliches Suchen nicht abgelenkt werden.)

Verharren Sie ein bis zwei Minuten in diesem Prozess.
Aus dieser Erinnerung können Sie sich bitte drei Worte, die an die glückliche Zeit erinnern wählen, die Sie mit entsprechender Vorstellung ein bis zwei Minuten gedanklich und visualisierend und kreisend widerholen.

Zum Beispiel
Sonne – Meer – Fröhlichkeit.
Alternativen:
Zweisamkeit – Liebe – Glück.
Oder zum Beispiel auf die Natur bezogen:
Wald – Frieden – Ruhe.
Sie können sich aber auch ein bis zwei Minuten das Wellenspiel der Brandung am Meer vorstellen (visualisieren). Es ist auch möglich, eine Zeile eines Liedes mit der Melodie zu visualisieren, zum Beispiel „Das Wandern ist des Müllers Lust".
Wichtig ist, dass man nach Auswahl dieser Worte oder Verse bei diesen bleibt und diese immer wieder bei jeder Visualisierungsübung wiederholt. Wenn Sie gut visualisieren können, ist es auch möglich, die Erinnerungsworte so zu wechseln, wie es Ihnen gefällt.

4

- Nun stellen Sie sich die Sonne als Wärme- und Energiespender für Ihren Geist, Körper und für Ihre Seele vor. Mit jedem Atemzug werden Ihnen über die gleißenden Sonnenstrahlen Wohlbefinden und Energie zugeführt. Sie baden regelrecht in den gleißenden energiespendenden Sonnenstrahlen.

Verbleiben Sie etwa eine Minute in diesem Zustand.

- Die Helligkeit und die angenehme Wärme der Sonne versetzen Sie weiter in positive Gefühle, in Freude und Wohlbehagen. Die Sonne als stärkste Energiequelle unseres Lebens führt Ihnen über ihre gleißenden Strahlen mit jedem Atemzug Lebensenergie, Lebensfreude, Optimismus, Lebenskraft und Harmonie zu. So spüren Sie, wie sich Ihr Körper, Ihre Seele, Ihr Geist mit positiven Emotionen, mit Lebensenergie und Lebensfreude füllt.

Verbleiben Sie etwa ein bis zwei Minuten in diesem Zustand.

- Visualisieren Sie intensiv und fühlen Sie intensiv wie bei jedem Atemzug die Sonnenenergie mit gleißenden Strahlen in alle Ihre Körperorgane eindringt. Zuerst füllt sich die Lunge mit Lebensenergie, dann das Gehirn, das Herz, der Blutkreislauf, das Hormonsystem, das Immunsystem, die Muskeln und die Verdauungsorgane. Sie fühlen sich ganz leicht und entspannt, lebensfroh und willensstark, energiegeladen und kräftig.

Verbleiben Sie etwa ein bis zwei Minuten in diesem Zustand.

5

- Visualisieren Sie mit Ihrer ganzen Vorstellungskraft, wie die Sonnenenergie als gleißende Strahlen mit jedem Atemzug in Ihre Zellen eindringt und dabei alle Zellen von Stresshormonen, Giftstoffen und Schlacken befreit werden und gleichzeitig mit Lebensenergie, mit Glückshormonen und mit immunstärkenden Stoffen angefüllt werden. Alle Zellen sind frei von Stresshormonen und voll gefüllt mit Glückshormonen und immunstärkenden Stoffen angefüllt.

Verbleiben Sie etwa ein bis zwei Minuten in diesem Zustand.

- Erleben Sie das Auffüllen Ihres ganzen Körpers mit positiven Emotionen. Fühlen Sie Freude, Glück, Frieden, Wohlbefinden, Harmonie und Zufriedenheit mit sich selbst, mit der Natur und mit der ganzen Welt. Genießen Sie bitte diesen Fluss von positiven Emotionen und Lebensenergie, die wellenförmig mit jedem Atemzug in Sie eindringen. Fühlen Sie diese sanften Wellen der Lebensenergie der Freude, des Glücks und des Wohlbefindens.

Verbleiben Sie etwa ein bis zwei Minuten in diesem Zustand.

6

- Nach Belieben können Sie den Sonnenball mit Ihrer Vorstellungskraft vergrößern und die Zahl der von ihr ausgehenden gleißenden Energiestrahlen erhöhen. Sie fühlen sich dabei lebensfroh, energiegeladen, glücklich und voller innerer Harmonie.

Verbleiben Sie etwa ein bis zwei Minuten in diesem Zustand.

- Genießen Sie die zuströmende Lebensenergie und das Anfüllen mit positiven Emotionen. Baden Sie im Glück, welches Ihnen die gleißenden Strahlen des Lichtes der Sonne mit jedem Atemzug zuführen.

Verbleiben Sie etwa ein bis zwei Minuten in diesem Zustand.

- Prägen Sie dieses Erleben fest in Ihr Gedächtnis ein. Fühlen Sie wie Ihr ganzes Glück, Ihre Lebensfreude, Lebensenergie und Lebenskraft im Gedächtnis für immer festgehalten wird. Prägen Sie sich dieses Erlebnis sehr stark ein.

Verbleiben Sie etwa eine Minute in diesem Zustand.

- Jetzt öffnen Sie langsam die Augen. Merken Sie, wie Sie sich verändert haben, wie Sie ein ganz anderer Mensch geworden sind als Sie es zuvor waren? Stellen Sie sich nun wieder auf die mitteltiefe Atmung ein.

Erheben Sie sich bitte und sprechen Sie laut:

Ich bin gesund!

Ich bin glücklich!

Ich bin stark!

Ich bin jung!

Ich bin schön!

Mit gestärkter Lebenskraft, mit positiven Emotionen, locker, entspannt und gelassen wenden Sie sich nun mit hohem Selbstbewusstsein dem Alltagsleben zu.

Ich wünsche Ihnen einen schönen, erfolgreichen, sonnigen, frohen und harmonievollen Tag, an dem Sie mit Gelassenheit und Überlegenheit allen Schwierigkeiten trotzen.

Am nächsten Tag wiederholen Sie diese Visualisierung nach dem gleichen Ablaufschema. Versuchen Sie bitte, diese Übung jeden Tag, auf jeden Fall jeden zweiten Tag mehrere Wochen lang (oder immer) durchzuführen. Machen Sie das Visualisieren zu Ihrer Gewohnheit wie Waschen, Essen, Trinken und Schlafen.
Das ist Psychohygiene!

**Abbildung 34:**
Gesundheit durch das Licht der Sonne
[Archiv Hecht]

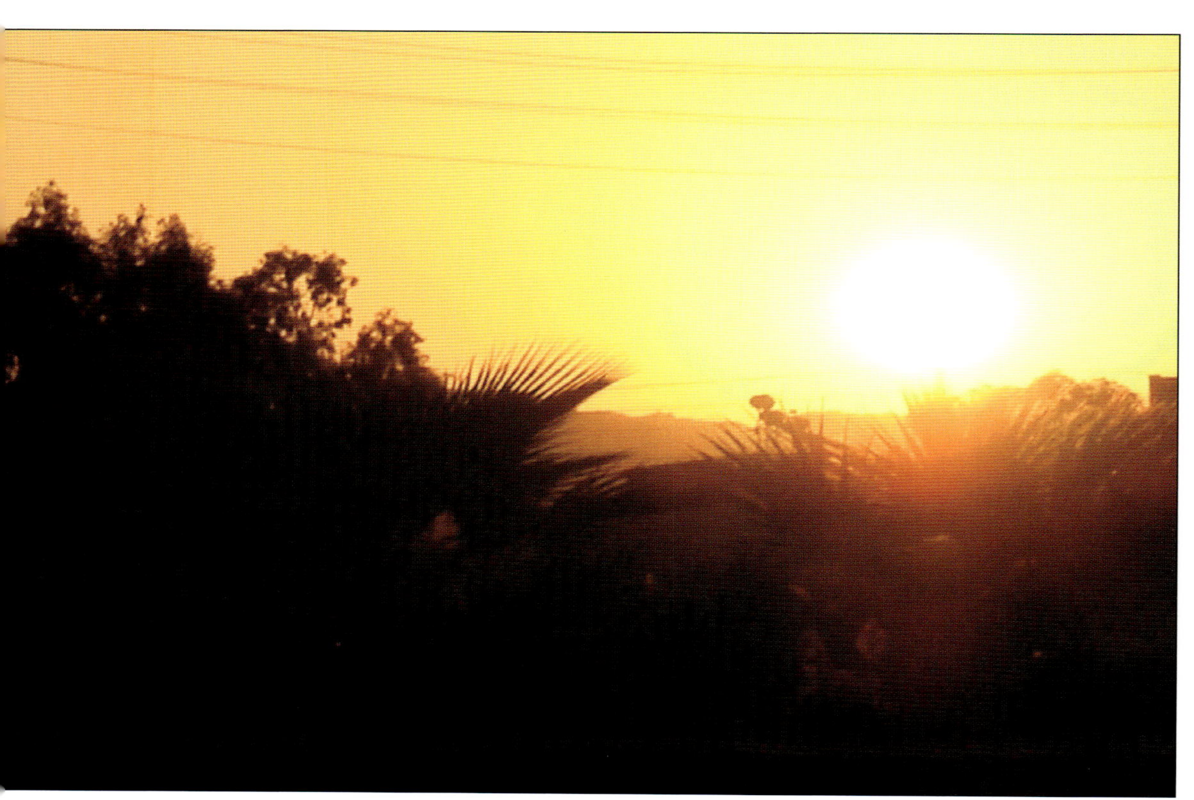

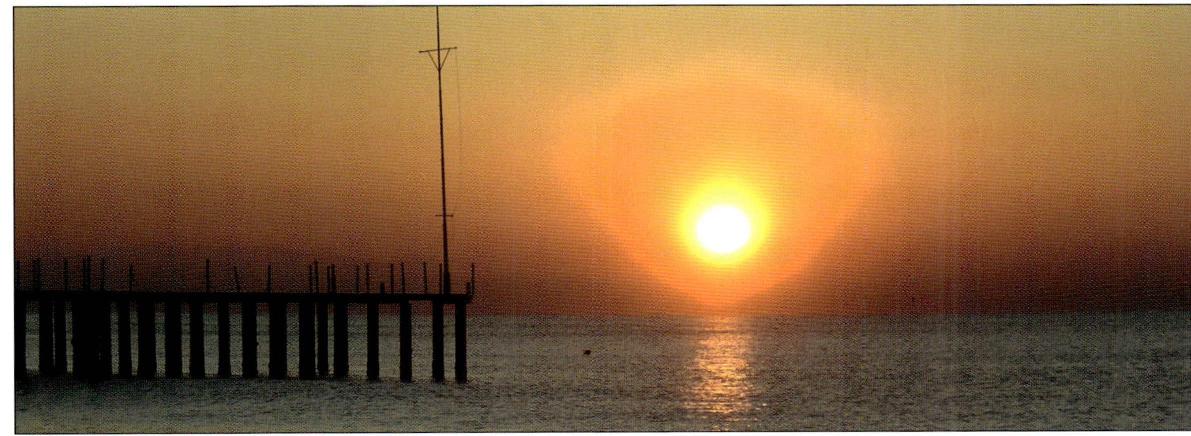

Abbildung 35: Sonnenaufgang am Mittelmeer
(Archiv Hecht)

## 2. Stärkung der Quelle der inneren Kraft und Energie aus der körpereigenen Apotheke

### Vorbemerkung

In unserem Körper befinden sich mehrere Hundert Wirkstoffe, z.B. Hormone, Neuropeptide, Neurotransmitter, die verschiedene Funktionen ausüben und durch bewusste Beeinflussung ins Blut überführt werden, wodurch bestimmte emotionelle Reaktionen ausgelöst werden können, z.B. Stimulierung der geistigen Prozesse, Beruhigung von Geist und Seele. Die Wirkstoffe der körpereigenen Apotheke wirken effektiver als zugeführte Wirkstoffe. Dazu einige Beispiele: Körpereigenes Oxitocin. Ein für den Menschen wichtiger Stoff ist das Liebes- und Kuschelhormon: Oxitocin. Dessen Bildung erfolgt im Gehirn (Hypothalamus) und die Speicherung im Hypophysenhinterlappen (Hirnanhangdrüse).

Die Ausschüttung ins Blut erfolgt:

- beim Kuscheln und bei Hautberührung (Streicheln)
- bei Reizung der Genitalien
- beim Saugakt an der Brust der Frau
- auf visuelle und Geruchsreize
- beim Geburtsakt (Mutterglück)

Es stimuliert positive Emotionen vor allem im Leistungs- und Liebesbereich bei Frauen und Männern.

Unter Stressoreneinfluss wirkt es:

- individuell ausgleichend
- sozial vermittelnd
- verhindert Aggressionen und Streitsucht

**Körpereigenes Valium:**

Das künstlich hergestellte Valium befindet sich in Schlaf-, Beruhigungs- und Angst lösenden Tabletten, die ein hohes Suchtpotential ausweisen. Das körpereigene Valium hat keine unerwünschten Nebenwirkungen. Es verfügt aber über mehr Wirkeigenschaften als das künstliche: antiaggressiv, antidepressiv, Angst lösend, Schlaf fördernd, beruhigend, innere Harmonie schaffend u.a.

Das Endovalium kann wirksam gemacht werden durch: Meditation, rhythmische und meditative Atemübungen, Tagtraumtechniken, Hydrotherapie (Thermalwasserbaden), Selbstmassage, aktives Imaginieren u.a.

**Körpereigenes Dopamin:**

Das Dopamin wird als Kreativitäts- und Intelligenzhormon bezeichnet.
Es bewirkt: Förderung der Konzentration und Reaktionsfähigkeit, Aufmerksamkeit, Fantasie anregend, Verstärkung der Immunabwehr, Angst lösend, antidepressiv, Harmonisierung der Körperbewegungen usw.

Mit welchen Verfahren kann man Dopamin im Körper mobilisieren?

Rhythmisches, mental gesteuertes Atmen, Yoga, aktives Imaginieren, Musik, Tanzen, hochkonzentrierte Aktivität, intensives Aufgehen für eine Sache und Leidenschaft, Reisen (Umgebungsveränderungen), Wandern, Joggen, Nordic Walking, Fantasie und Visualisierung. Dopamin stimuliert auch das Nachwachsen von Hirnzellen bis ins hohe Alter.

**Endorphin (endogenes Morphin)**

Körperfremde Opiate (Morphium usw.) haben ein hohes Suchtpotential. Körpereigene Morphine (Endorphine) haben keine dieser Nebenwirkungen, aber ähnliche Effekte, z.B. Schmerz hemmend, beruhigend, Angst lösend, antidepressiv, Senkung des Blutdrucks, Schlafförderung, wohlig-glückliche Stimmung vermittelnd u.a.

Die Mobilisierung von Endorphinen ist möglich durch: rhythmisches, mental gesteuertes Atmen, autogenes Training, Meditation, aktives Imaginieren, Zazen-Übungen, lang andauernde Extrembelastungen, z.B. Langstreckenlauf, -wandern, Steilwandklettern und Drachenfliegen, Lachen, Tanzen u.a. Spätestens nach 30 Minuten steigt der Endorphinspiegel an.

Gewöhnlich wirken gleichzeitig mehrere Neurotransmitter in einem Lebensprozess.

**Basisemotionen werden durch jeweils mehrere Neurotransmitter ausgelöst.**

Folgende Basisemotionen werden durch zugeordnete Neurotransmitterfreisetzungen aktiviert [nach Zehentbauer 2000]:

- hoffnungsvoll, sehnsüchtig, unzufrieden suchend:
  Serotonin, Endovalium, Endorphine (körpereigene Psychedelika)
- freudig, glücklich bis euphorisch, Erotik fühlend, hilfsbereit, liebend: Dopamin, Noradrenalin, Endorphine, Acetylcholin, Oxiticin, weibliche Sexualhormone

- ängstlich, grüblerisch, innerlich unruhig, sich einsam und ausweglos fühlend: Melatonin, Serotonin, Acetylcholin, Kinine, überhöhte Dosis von Noradrenalin (Angst)
- aktivunruhig, leistungsorientiert, überaufmerksam, lernbereit, kühldistanziert: Noradrenalin, Dopamin, Schilddrüsenhormone, Acetylcholin
- kämpferisch, neidisch, zornig, aggressiv bis zerstörerisch: Adrenalin, Noradrenalin, Dopamin, Schilddrüsenhormone, Histamine
- traurig, schwermütig, vergrämt, schwach, lebensmüde: Melatonin, Serotonin, GABA (Gammaaminobuttersäure)
- lustorientiert, triebhaft, gierig, sinnlich, soziale Nähe suchend: Oxytocin, Dopamin, Noradrenalin
- vertrauensvoll-gläubig, untergeben, dankbar, mitleidig: Endovalium, Endorphine, GABA (Gammaaminobuttersäure)
- abscheu- und ekelempfindend, hasserfüllt, sozial skeptisch bis feindlich eingestellt: erhöhtes Adrenalin, vermindertes Oxytocin
- unbeschwert, naiv-selbstbezogen, weltfremd, verträumt: Endorphine, Endovalium, Serotonin, körpereigene Psychedelika

Mit Imagination und Relaxiationstechniken können die verschiedensten Neurotransmitter aktiviert und zur Wirkung gebracht werden, zum Beispiel:

**Meditatives atmen.** Kontrolliertes meditatives Atmen wirkt harmonisierend auf die Regelmechanismen des Neurotransmittersystems. Dabei werden Endovalium, Endorphine, Serotonin, Melatonin, Dopamin, Psychedelika, Glyzin und Substanz P aktiviert.

**Autogenes Training** aktiviert Serotonin, Endovalium, Endorphine, Melatonin.

**Extrembelastungen**, die z.B. von Menschen mit depressiven Verstimmungen und niedrigem Blutdruck genutzt werden, aktivieren Noradrenalin, Glyzin, Acetylcholin und Dopamin.

**Streicheln, Liebkosungen** (auch Massage und Selbstmassage) mobilisieren Oxitocin, Endorphin, Acetylcholin, Melatonin.

**Meditationen verschiedenster Art** aktivieren Serotonin, Dopamin, Endorphine, Melatonin, Endovalium, Endopsychedelika.

**Camera silens** (ruhiger schalltoter dunkler Raum – Reizentzug): Endopsychedelika, Noradrenalin, Endorphine, Dopamin.

**Tanzen** aktiviert Noradrenalin, Glyzin, Schilddrüsenhormone, Adrenalin und auch Endorphine.

**Ekstatische Tänze** aktivieren Endopsychedelika und Endorphine.

**Visualisierung**. Gleiches geschieht auch bei der Visualisierung. Jedes Bild, das wir uns vorstellen, setzt bestimmte Muster von Botenstoffen frei.

Zum Beispiel das Visualisieren des Einschlafens vermag Endovalium und Serotonin zu aktivieren.

Möchte man sich durch Visualisierung seinen depressiven Zustand beseitigen, dann erfolgt die Aktivierung von Dopamin, Noradrenalin und Acetylcholin.

Wenn durch Visualisierung die Schmerzen beseitigt werden sollen, werden in erster Linie die Endorphine aktiviert.

Sie wissen, dass Sie über ein System der Selbstheilung und über eine „körpereigene Apotheke" verfügen. Das Selbstheilungssystem können Sie mit Gedanken und positiven Gefühlen stimulieren. Sie stärken auf diese Weise Ihr Immunsystem und Ihre seelische, geistige und körperliche Lebensenergie. Aus Ihrer „körpereigenen Apotheke" können Sie mithilfe der Visualisierung Glückshormone, Aktivierungshormone, Energiehormone, Krafthormone nutzen. Das werden Sie nun üben.

## Anleitung zur Visualisierung

1

- Sie haben sich alle Voraussetzungen geschaffen, um die Visualisierung ungestört durchzuführen. Sie haben das Telefon abgeschaltet, Familie oder Kollegen akzeptieren Ihre „heilige Zeit" der schöpferischen Visualisierung.

Sie haben eine dieser Übung angepasste Sitzgelegenheit vorbereitet. Ihre Kleidung sitzt locker und drückt nicht. Der Bauch ist nicht überfüllt. Sie können locker atmen.

- Setzen Sie sich bitte bequem in einen Sessel oder auf einen bequemen Stuhl. Überprüfen Sie bitte, dass Sie nicht verspannt sind, sondern Arm-, Rumpf- und Beinmuskeln sich im lockeren Zustand befinden.

Heben Sie bitte die Arme und lassen Sie diese locker fallen. Das Gleiche tun Sie bitte auch mit den Beinen und danach mit dem Kopf.

Schließen Sie bitte die Augen und versuchen Sie mitteltief zu atmen. Verwenden Sie bitte die verbundene Atmung. Die Dauer des Ausatmens soll dabei immer länger sein als das Einatmen.

Jetzt beginnen Sie: langsam mitteltief einzuatmen und langsam mitteltief auszuatmen.

Zur Kontrolle können Sie beim Einatmen gedanklich von 1-6 zählen und beim Ausatmen von 1-7.

Üben Sie bitte.

Einatmen und zählen: 1, 2, 3, 4, 5, 6;
Ausatmen und zählen: 1, 2, 3, 4, 5, 6, 7;
Einatmen und zählen: 1, 2, 3, 4, 5, 6;
Ausatmen und zählen: 1, 2, 3, 4, 5, 6, 7;
und so weiter; drei Minuten lang.

2

Wichtig ist des Weiteren, dass Sie sich den Rhythmus des Ein-und Ausatmens durch gedankliches Mitschwingen fest einprägen. Fliegen Sie bitte niemals mit den Gedanken weg, sondern konzentrieren Sie sich voll auf das rhythmische Ein-und Ausatmen. Wenn Sie das richtig und gut beherrschen, werden Sie bald innerer Harmonie und Inneres Wohlbefinden durch das Mitschwingen verspüren.

Alternative:

Das Wegfliegen der Gedanke können Sie auch dadurch verhindern, indem Sie sich ein zweisilbiges Wort mit positiver Bedeutung wählen und beim Einatmen die erste Silbe gedanklich äußern und beim ausatmen die zweite Silbe. Zum Beispiel:

Einatmen: Freu- Ausatmen: -de
Einatmen: Lie- Ausatmen: -be
Einatmen: Frie- Ausatmen: -den

Wenn Sie sich eine Variante gewählt haben, sollten Sie immer bei dieser bleiben.

- Atmen Sie nun mit geistiger Konzentration auf den Rhythmus mit geschlossenen Augen. In diesem Rhythmus verbleiben Sie bitte 2-3 Minuten.
- Schwingen Sie sich so auf diesem Rhythmus ein, dass Ihre Gedanken, Ihre Emotionen und Ihr ganzer Körper mitschwingen. Fühlen Sie sich dabei wie auf einer Gartenschaukel oder in einer Wiege, auf der Sie in völliger Entspannung rhythmisch hin und her wiegen.
- Nun gehen Sie bitte im völlig entspannten Zustand zur weichen Atmung über. Atmen Sie bitte ganz weich durch die Nase. Ganz weich aus- und einatmen.

Verbleiben Sie in diesem Zustand ein bis zwei Minuten.

3

- Sie sind nun ganz entspannt und die Schwingungen des Atemrhythmus erfüllen Sie mit Wärme, innerer Harmonie, Glück und Wohlbefinden.
- Jetzt versetzen Sie sich bitte in den Zustand des Glücks und der Freude. Erinnern Sie sich bitte an eine glückliche Zeit im Ihrem Leben. (Diese legen Sie bitte vor Beginn der Visualisierung fest oder schreiben Sie sich diese auf, damit Sie durch gedankliches Suchen nicht abgelenkt werden.)

Aus dieser Erinnerung können Sie sich bitte drei Worte, die an die glückliche Zeit erinnern wählen, die Sie mit entsprechender Vorstellung ein bis zwei Minuten gedanklich und visualisierend und kreisend widerholen.

Zum Beispiel

Gesundheit – Liebe – Glück

Alternativen:

Zweisamkeit – Liebe – Glück.

Oder zum Beispiel auf die Natur bezogen:

Wald – Frieden – Glück.

Sie können sich aber auch ein bis zwei Minuten das Wellenspiel der Brandung am Meer vorstellen (visualisieren). Es ist auch möglich, eine Zeile eines Liedes mit der Melodie zu visualisieren, zum Beispiel „Das Wandern ist des Müllers Lust".

Wichtig ist, dass man nach Auswahl dieser Worte oder Verse bei diesen bleibt und diese immer wieder bei jeder Visualisierungsübung wiederholt. Wenn Sie gut visualisieren können, ist es auch möglich, die Erinnerungsworte so zu wechseln, wie es Ihnen gefällt.

Verharren Sie ein bis zwei Minuten in diesem Prozess.

4

- Sie sind voller innerer Freude und Glück. Erinnern Sie sich bitte an glückliche Stunden in Ihrem Leben. Rufen Sie die glücklichen Stunden ins Gedächtnis und verharren Sie in diesem Glück und Wohlsein. Überprüfen Sie bitte, welche Gedanken und Gefühle Sie mit dem Wort Glück verbinden können.

Bitte 1 bis 2 Minuten in diesem Zustand verharren und dieses Glücksgefühl stark ins Gedächtnis, in alle Hirnzellen, einprägen.

- In diesem Zustand des Glücksgefühls gehen Sie gedanklich in die freie Natur und setzen sie sich gedanklich auf eine Bank, die in einem Park oder auf einer schönen hohen Aussicht, auf einem Berg oder in einem Garten steht. Stellen Sie sich die Natur vor: Wald, Wiesen, Felder und suchen Sie nun den Horizont ab, um eine Quelle zu entdecken.
- Jetzt haben sie gedanklich die Quelle der körpereigenen Apotheke entdeckt und haben Freude daran, wie die Neurotransmitter heraussprudeln und Ihren Körper erfrischend durchströmen.
- In Ihre Vorstellungskraft lassen Sie diese Quelle zu einem Wasserfall anschwellen, der Ihnen Kraft und Lebensenergie verleiht. Erleben Sie gedanklich die unermessliche Kraft der Stoffe der körpereigenen Apotheke, die in Ihren Körper, in Ihre Seele, in Ihren Geist einströmen und Sie kräftigen und energiegeladen stimulieren. Die Neurotransmitter, zum Wasserfall angeschwollen, geben Ihnen Kraft, Energie, Mut, Optimismus.

Verharren Sie bitte 1 bis 2 Minuten in diesem Gefühl der in Sie einfließenden Kraft und Energie verbunden mit dem Glücksgefühl, Optimismus, Lebensenergie und Kreativität.

5

- Jetzt erleben Sie wie jeder Tropfen dieser Quelle Ihre Zellen berührt und diese anregt „Glücksneurotransmitter", „Aktivierungsneurotransmitter", „Energieneurotransmitter", „Kraftneurotransmitter" zu produzieren. Sie fühlen sich immer stärker, immer kräftiger. Ihr Geist wird klar. Sie sind voll von positiven Emotionen.
- Verharren Sie in diesem Zustand und genießen Sie es, wie die durch die Tropfen der Energiequelle angeregten Zellen Ihnen die „körpereigene Apotheke" öffnen und „Glücksneurotransmitter", „Aktivierungsneurotransmitter", „Energieneurotransmitter", „Kraftneurotransmitter" durch Ihren Körper, durch Ihre Seele, durch Ihren Geist fließen lassen.

Verbleiben Sie zwei bis drei Minuten in diesem Zustand.

- Erleben Sie dieses Anfüllen Ihres ganzen Körpers mit positiven Emotionen. Fühlen Sie Freude, Glück, Frieden, Zufriedenheit, Wohlbefinden, innere Harmonie, Kraft und Energie aus einer unerschöpflichen Quelle. Die gewaltige Quelle der Energie und Kraft befindet sich nun in Ihrem Körper.

Verbleiben Sie ein bis zwei Minuten in diesem Zustand.

- Genießen Sie bitte diesen Fluss von positiven Emotionen und Lebensenergie, die Ihnen durch die Quelle der Kraft und Energie zugeführt werden. Schwimmen sie bitte im Rhythmus der Atmung im Meer der positiven Emotionen und der unermesslichen Lebensenergie. Nehmen Sie bewusst eine Welle nach der anderen von der neuen Lebensenergie und der positiven Emotionen wahr. Erleben und Genießen Sie Freude, Glück und Wohlbefinden, die jede Welle der unermesslichen Quelle als Lebensenergie und positive Emotionen in Ihren Körper einfließen lässt. Fühlen Sie diese sanften Wellen der Lebensenergie, der Freude, des Glücks und des Wohlbehagens.

Verbleiben Sie zwei bis drei Minuten in diesem Zustand.

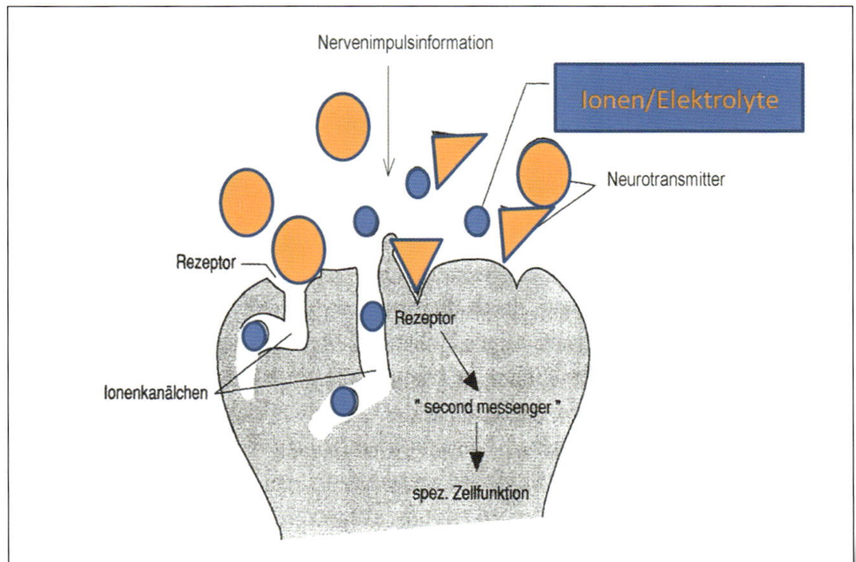


**Abbildung 36:**
Das ist ein winziger Ort der körpereigenen Apotheke: Die Synapse, die zwei Nervenzellen miteinander verbindet

- Genießen Sie die zuströmende Lebensenergie und das Anfüllen mit positiven Emotionen. Baden Sie im Glück, welches Ihnen die immerzu sprudelnde Quelle der Neurotransmitter mit jedem Atemzug zuführt.

Verbleiben Sie ein bis zwei Minuten in diesem Zustand.

- Prägen Sie dieses Erleben fest in Ihr Gedächtnis ein. Fühlen Sie wie Ihr ganzes Glück, Ihre Lebensfreude, Lebensenergie und Lebenskraft im Gedächtnis für immer festgehalten wird. Prägen Sie sich dieses Erlebnis sehr stark ein. Genießen Sie bitte diesen angenehmen Zustand 1 bis 2 Minuten und prägen Sie diesen fest in Ihr Gedächtnis ein.

Jetzt öffnen Sie langsam die Augen. Merken Sie, wie Sie sich verändert haben, wie Sie ein ganz anderer Mensch geworden sind als Sie es zuvor waren? Stellen Sie sich nun wieder auf die tiefe Atmung ein. Erheben Sie sich bitte und sprechen Sie laut:

Ich bin gesund!
Ich bin glücklich!
Ich bin stark!
Ich bin jung!
Ich bin schön!

Mit gestärkter Lebenskraft, mit positiven Emotionen, locker, entspannt und gelassen wenden Sie sich nun mit hohem Selbstbewusstsein dem Alltagsleben zu.

Ich wünsche Ihnen einen schönen, erfolgreichen, sonnigen, frohen und harmonievollen Tag, an dem Sie mit Gelassenheit und Überlegenheit allen Schwierigkeiten trotzen. Am nächsten Tag wiederholen Sie diese Visualisierung nach dem gleichen Ablaufschema. Versuchen Sie bitte, diese Übung jeden Tag, auf jeden Fall jeden zweiten Tag mehrere Wochen lang (oder immer) durchzuführen. Machen Sie das Visualisieren zu Ihrer Gewohnheit wie Waschen, Essen, Trinken und Schlafen.

**Das ist Psychohygiene.**

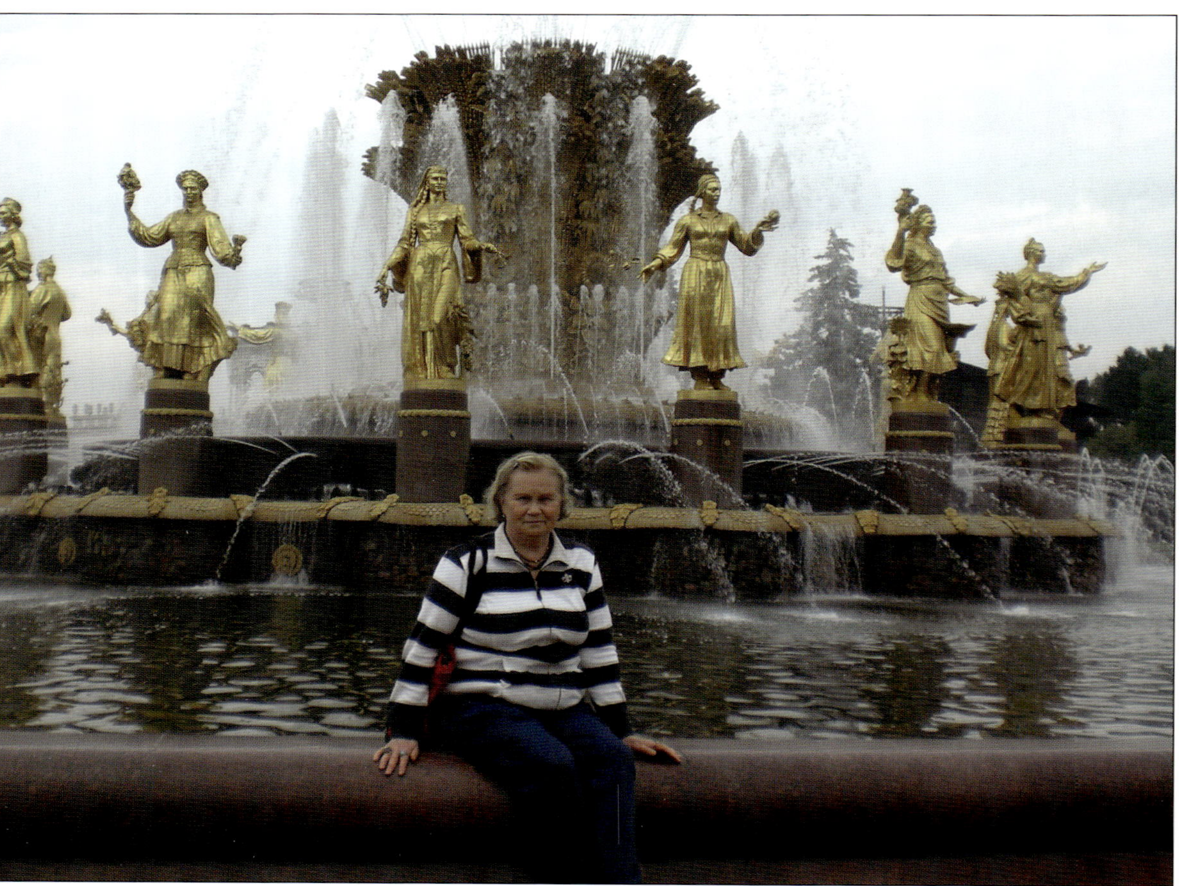

Abbildung 37: Die Vorstellung eines Springbrunnens, an dem die für Sie wichtigen Neurotransmitter sprudeln, unterstützt das Visualisieren [Archiv Hecht]

Abbildung 38:
Die Vorstellung eines Wasserfalls, welcher Ihnen die kraftspendenden Neurotransmitter bringt und außerdem ionisierenden Sauerstoff, unterstützt das Visualisieren
(Archiv Hecht)

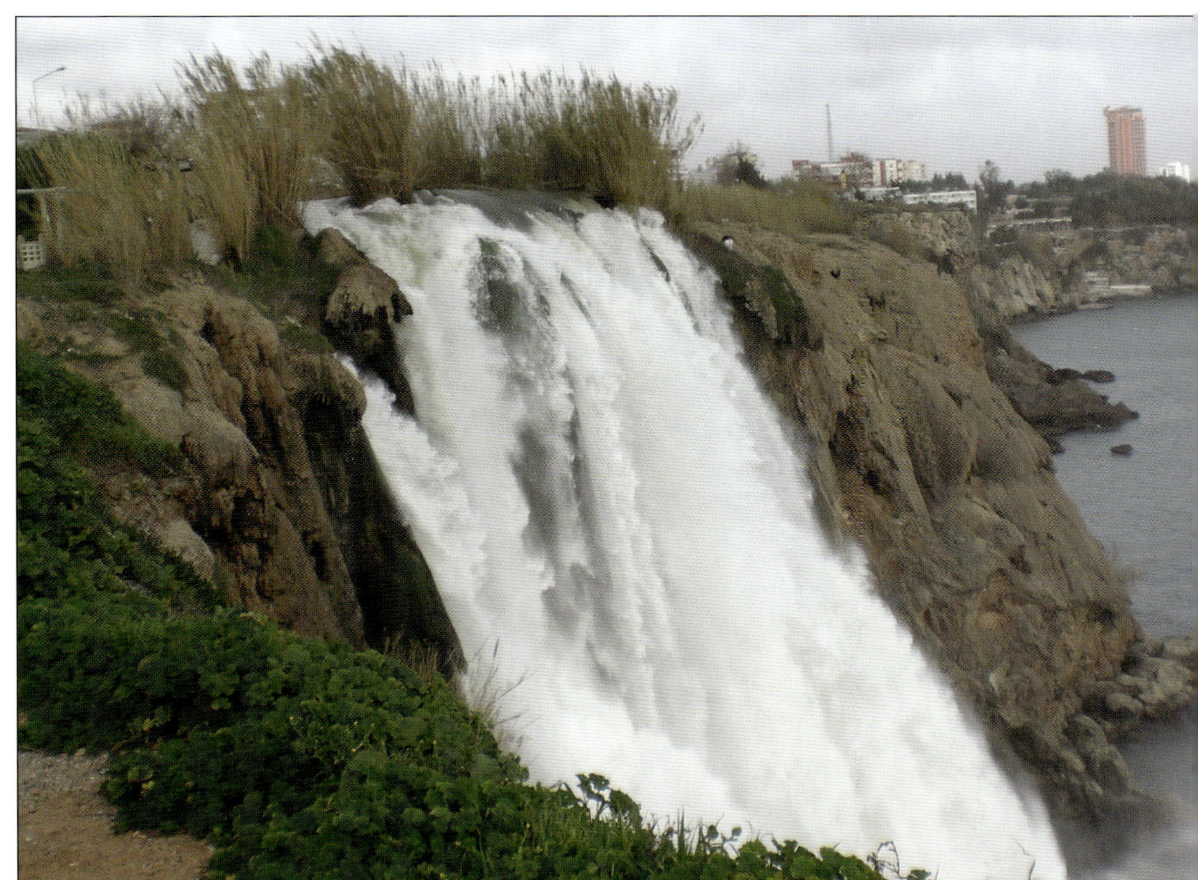

# 3. Durch Selbstsicherheit und starker Persönlichkeit zur Gesundheit und Überwindung von Schwierigkeiten

## Vorbemerkung

Allzu selbstlose Frauen müssen leider diese „gute Tugend" mit Krankheiten bezahlen! Es wurde in Untersuchungen nachgewiesen, dass Frauen, die durch Gehemmtheit, häufiges „Zurückstecken", unterdrückte Emotionen, Angst vor Ablehnung von Wünschen oder Anforderungen anderer, niemals nein sagen zu können, emotionelle Abhängigkeit (Mutter, Partner, Kinder), rationalen, nicht emotionellen Verhaltensweisen, durch „Schlucken" negativer Emotionen (z.B. Ärger) und durch ambivalente Konflikte charakterisiert sind, ein siebenfach höheres Risiko haben an Brustkrebs zu sterben, als selbstbezogene, aggressive, sich wehrende Frauen [Hecht 2010]. Das war besonders dann der Fall, wenn die Gehemmten über Jahre zusätzlich schweren körperlichen Belastungen ausgesetzt waren.

Gehemmte Menschen stehen gewöhnlich unter Stress, d.h. Anspannung, ohne dass sie es selbst durch andere bewusst wahrnehmen [H. Traue: Emotionen und Gesundheit. Spektrum akademischer Verlag 1998]. Übrigens berichtete vor knapp 2000 Jahren der griechische Arzt Galen darüber, dass melancholische Frauen besonders gegen Krebs anfälliger sind als fröhliche und lustige.

Selbstbewusstsein, Selbstsicherheit, Selbstwertschätzung und das Erkennen der eigenen starken Persönlichkeit sollen mit dieser Visualisierung aufgebaut und gestärkt werden. Diese Visualisierung bedarf einiger wichtiger Vorbereitungen. Vor allem muss man sich selbst besser kennen lernen.

Überprüfen Sie, ob Sie an ambivalenten Konflikten = gleichzeitiges Auftreten von einander widersprechenden Gedanken, Vorstellungen, Wünschen, Emotionen, Willensregungen, leiden.

Zum Beispiel:

| | | |
|---|---|---|
| Hass | -> | Liebe |
| Eifersucht | -> | Liebe |
| Innere Wut | -> | Abhängigkeit |
| Gewähren | -> | Ablehnen |
| Wollen | -> | nicht können |

oder an

- Selbstwerterlebenskonflikten
- Selbstverachtung
- Selbstverachtung des Körpers (vor allem bei Frauen)

## Analysieren Sie Ihre Gedanken, Gedankenspiele, Ihr Gedankenkarussell oder Ihre gedanklichen oder verbalen Selbstgespräche

Führen Sie Selbstgespräche, die von Enttäuschungen, pessimistischer Haltung (Mir gelingt überhaupt nichts.), Trauer, Wut, depressiver Stimmung, Selbstmitleid (Warum geht es mir so schlecht, warum passiert mir dies, mir geht es nur schlecht und anderen geht es gut.) geprägt sind? Oder führen Sie Selbstgespräche, die von Optimismus, Lebensfreude, Zuversicht, Überzeugungskraft, also von positiven Emotionen geprägt sind? Oder schwanken Sie von „himmelhoch jauchzend" bis „zu Tode betrübt"? Führen Sie bitte Tagebuch über Ihr Grübeln, Ihre Gedankenspiele und Selbstgespräche. Sie sollten sich auf Selbstgespräche einstellen, die von Optimismus und positiven Emotionen erfüllt sind.

Denken Sie daran: In jedem negativen Ereignis ist Positives enthalten.

## Überzeugung schaffen und Loslassen üben

Verschaffen Sie sich die Überzeugung, dass sie mit negativen Gefühlen umgehen können oder bereit sind es zu erlernen mit negativen Gefühlen umzugehen.

Verschaffen Sie sich die Überzeugung, dass Sie bereit sind, von Ihren belastenden Problemen los zu lassen.

Folgende Geschichte soll Ihnen dabei helfen. Einer Mutter war ihre Tochter gestorben. Sie weinte über ein Jahr lang jeden Tag in Trauer um ihre Tochter.
Eines Nachts erschien der Mutter die Tochter im Traum mit einem großen Krug in der Hand. Die Tochter sprach: „Lieber Mutter, weine nicht mehr. Siehe, der Krug ist bis zum Rand voll mit Deinen täglich vergossenen Tränen. Wenn Du weiter weinst, läuft dieser Krug über und meine Seele wird nie Ruhe finden. Gönne mir bitte diese Ruhe. Als das Traumbild des Mädchens verschwunden war, stellte die Mutter das Weinen ein und war glücklich, ihrer verstorbenen Tochter damit etwas Gutes antun zu können.

## Anleitung zur Visualisierung

1

- Sie haben sich alle Voraussetzungen geschaffen, um die Visualisierung ungestört durchzuführen. Sie haben das Telefon abgeschaltet, Familie oder Kollegen akzeptieren Ihre „heilige Zeit" der schöpferischen Visualisierung. Sie haben eine dieser Übung angepasste Sitzgelegenheit vorbereitet. Ihre Kleidung sitzt locker und drückt nicht. Der Bauch ist nicht überfüllt. Sie können locker atmen.
- Setzen Sie sich bitte bequem in einen Sessel oder auf einen bequemen Stuhl. Überprüfen Sie bitte, dass Sie nicht verspannt sind, sondern Arm-, Rumpf- und Beinmuskeln sich im lockeren Zustand befinden.

Heben Sie bitte die Arme und lassen Sie diese locker fahren. Das Gleiche tun Sie bitte auch mit den Beinen und danach mit dem Kopf.

Schließen Sie bitte die Augen und versuchen Sie mitteltief zu atmen. Verwenden Sie bitte die verbundene Atmung. Die Dauer des Ausatmens soll dabei immer länger sein als das Einatmen.

Jetzt beginnen Sie: langsam mitteltief einzuatmen und langsam mitteltief auszuatmen.

Zur Kontrolle können Sie beim Einatmen gedanklich von 1-6 zählen und beim Ausatmen von 1-7.

Üben Sie bitte.

Einatmen und zählen: 1, 2, 3, 4, 5, 6;
Ausatmen und zählen: 1, 2, 3, 4, 5, 6, 7;
Einatmen und zählen: 1, 2, 3, 4, 5, 6;
Ausatmen und zählen: 1, 2, 3, 4, 5, 6, 7;
und so weiter; drei Minuten lang.

2

Wichtig ist des Weiteren, dass Sie sich den Rhythmus des Ein-und Ausatmens durch gedankliches Mitschwingen fest einprägen. Fliegen Sie bitte niemals mit den Gedanken weg, sondern konzentrieren Sie sich voll auf das rhythmische Ein-und Ausatmen. Wenn Sie das richtig und gut beherrschen, werden Sie bald innerer Harmonie und Inneres Wohlbefinden durch das Mitschwingen verspüren.

Alternative:

Das Wegfliegen der Gedanken können Sie auch dadurch verhindern, indem Sie sich ein zweisilbiges Wort mit positiver Bedeutung wählen und beim Einatmen die erste Silbe gedanklich äußern und beim Ausatmen die zweite Silbe. Zum Beispiel:

Einatmen: Freu- Ausatmen: -de
Einatmen: Lie- Ausatmen: -be
Einatmen: Frie- Ausatmen: -den

Wenn Sie sich eine Variante gewählt haben, sollten Sie diese immer bei der Visualisierung verwenden.

- Atmen Sie nun mit geistiger Konzentration auf den Rhythmus mit geschlossenen Augen. In diesem Rhythmus verbleiben Sie bitte 2-3 Minuten.
- Schwingen Sie sich so auf diesem Rhythmus ein, dass Ihre Gedanken, Ihre Emotionen und Ihr ganzer Körper mitschwingen. Fühlen Sie sich dabei wie auf einer Gartenschaukel oder in einer Wiege, auf der Sie in völliger Entspannung rhythmisch hin und her wiegen.
- Nun gehen Sie bitte im völlig entspannten Zustand zur weichen Atmung über. Atmen Sie bitte ganz weich durch die Nase. Ganz weich aus- und einatmen.

Verbleiben Sie in diesem Zustand ein bis zwei Minuten.

- Sie sind nun ganz entspannt und die Schwingungen des Atemrhythmus erfüllen Sie mit Wärme, innerer Harmonie, Glück und Wohlbefinden.
- Jetzt versetzen Sie sich bitte in den Zustand des Glücks und der Freude. Erinnern Sie sich bitte an eine glückliche Zeit im Ihrem Leben. (Diese legen Sie bitte vor Beginn der Visualisierung fest oder schreiben Sie sich diese auf, damit Sie durch gedankliches Suchen nicht abgelenkt werden.)

Aus dieser Erinnerung können Sie sich bitte drei Worte, die an die glückliche Zeit erinnern wählen, die Sie mit entsprechender Vorstellung ein bis zwei Minuten gedanklich und visualisierend und kreisend wiederholen.
Zum Beispiel
Selbstbewusstsein – Schönheit – Jugend.

Alternativen:
Friede – Gelassenheit – Ruhe.
Oder zum Beispiel:
Kindheit – Singen – Freude.
Es ist auch möglich, eine Zeile eines Liedes mit der Melodie zu visualisieren, zum Beispiel „Das Wandern ist des Müllers Lust".
Wichtig ist, dass man nach Auswahl dieser Worte oder Verse bei diesen bleibt und diese immer wieder bei jeder Visualisierungsübung wiederholt. Wenn Sie gut visualisieren können, ist es auch möglich, die Erinnerungsworte so zu wechseln, wie es Ihnen gefällt.
Verharren Sie ein bis zwei Minuten in diesem Prozess.

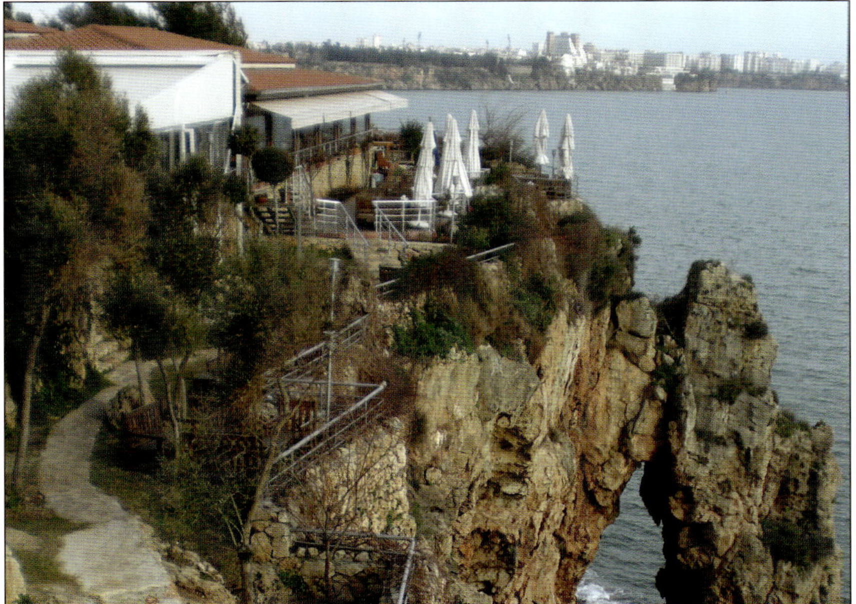

**Abbildung 39:** Dieses Plateau sollen Sie erreichen
[Archiv Hecht]

- Sie sind voller innerer Freude und Glück. Erinnern Sie sich bitte an glückliche Stunden in Ihrem Leben. Rufen Sie die glücklichen Stunden ins Gedächtnis und verharren Sie in diesem Glück und Wohlsein. Überprüfen Sie bitte, welche Gedanken und Gefühle Sie mit dem Wort Glück verbinden können.
- Stellen Sie sich bitte vor, am Fuße eines Berges oder vor einer erhöhten Plattform zu stehen, zu denen eine Treppe hinaufführt. Nun steigen Sie die Treppen gedanklich hinauf und zählen von 0 bis 10.
- Bei 10 haben Sie das Plateau erreicht. Sie blicken nach unten und alles erscheint Ihnen klein. Sie fühlen sich freier, leichter, von niemandem beeinflusst. Wie groß sind Sie gegenüber den kleinen Gestalten, die sich da unten bewegen.
- So klein sind auch Ihre Probleme, von denen Sie loskommen sollten.

Verbleiben Sie ein bis zwei Minuten in diesem Zustand.

Nun ersteigen Sie die nächste Stufe und zählen dabei von 0-10.

4

- Jetzt befinden Sie sich ganz oben an einem wunderschönen sicheren Ort. Dieser Ort gehört nur Ihnen allein, niemand macht Ihnen den streitig, niemand redet Ihnen in Ihre Handlungen und Ihr Verhalten rein. Sie können frei entfaltet atmen. Sie sind ganz frei.

Verbleiben Sie ein bis zwei Minuten in diesem Zustand.

- Sie können sich in Ruhe umsehen und genießen die schönen Felder und Wälder. Aber ganz unten ist alles sehr sehr klein, alles nur Pünktchen. So klein sind auch Ihre Probleme. Sie sind auch nur kleine Pünktchen. Freuen Sie sich darüber und lachen Sie. Denn Sie sind groß, erhaben, stolz auf sich, die Welt so frei überblicken zu können. Dieser Ort, an dem Sie sich befinden, gehört nur Ihnen.

Verbleiben Sie ein bis zwei Minuten in diesem Zustand.

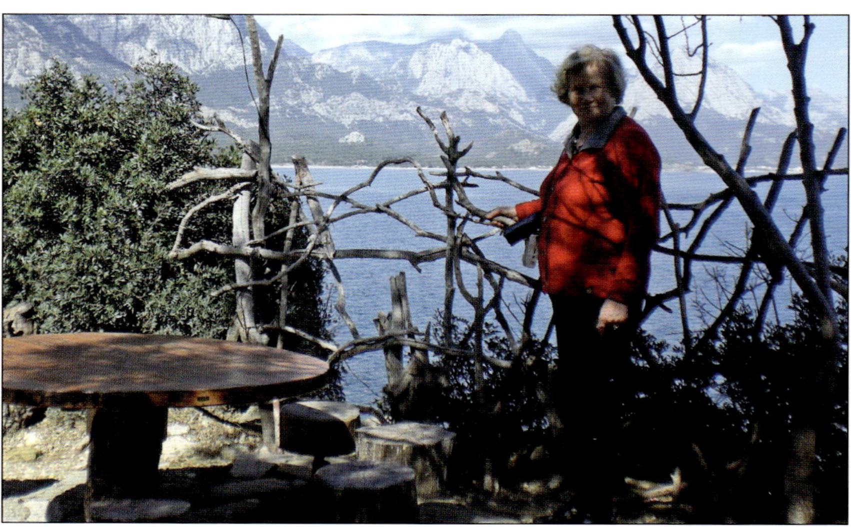

**Abbildung 40:** Von hier oben sieht alles sehr klein aus. So klein sind auch Ihre Probleme, von denen Sie loslassen sollten. [Archiv Hecht]

- Nun führen Sie ein Selbstgespräch: Ich bin optimistisch, ich bin eine Persönlichkeit, ich kann mit jedem anderen mithalten, ich brauche mich nicht vor Jedem ducken, ich brauche nicht meine Emotionen zu unterdrücken, ich werden offensiv, ich werden aggressiv, wenn mich jemand angreift. Ich bin stolz auf mich, ich bin sehr stolz auf mich. Ich habe meine Persönlichkeit gefunden. Ich bin optimistisch. Ich bin wer. Ich bin stolz und glücklich. Genießen Sie bitte diesen angenehmen Zustand 1 bis 2 Minuten und prägen Sie diesen fest in Ihr Gedächtnis ein.
- Genießen Sie die zuströmende Lebensenergie und das Anfüllen mit positiven Emotionen. Baden Sie im Glück, welches Ihnen die gleißenden Strahlen des Lichtes der Sonne mit jedem Atemzug in dieser Höhe zuführen.

Verbleiben Sie ein bis zwei Minuten in diesem Zustand.

- Prägen Sie dieses Erleben fest in Ihr Gedächtnis ein. Fühlen Sie wie Ihr ganzes Glück, Ihre Lebensfreude, Lebensenergie und Lebenskraft im Gedächtnis für immer festgehalten wird. Prägen Sie sich dieses Erlebnis sehr stark ein. Genießen Sie bitte diesen angenehmen Zustand zwei bis drei Minuten und prägen Sie diesen fest in Ihr Gedächtnis ein.

Jetzt öffnen Sie langsam die Augen. Merken Sie, wie Sie sich verändert haben, wie Sie ein ganz anderer Mensch geworden sind als Sie es zuvor waren? Sie sind selbstbewusst, Sie haben Selbstsicherheit, Sie wissen, dass Sie eine wichtige Persönlichkeit in der Familie, am Arbeitsplatz und überall darstellen. Stellen Sie sich nun wieder auf die tiefe Atmung ein. Erheben Sie sich bitte und sprechen Sie laut:

Ich bin gesund!
Ich bin glücklich!
Ich bin stark!
Ich bin jung!
Ich bin schön!

Mit gestärkter Lebenskraft, mit positiven Emotionen, locker, entspannt und gelassen wenden Sie sich nun mit hohem Selbstbewusstsein dem Alltagsleben zu.

Ich wünsche Ihnen einen schönen, erfolgreichen, sonnigen, frohen und harmonievollen Tag, an dem Sie mit Gelassenheit und Überlegenheit allen Schwierigkeiten trotzen. Am nächsten Tag wiederholen Sie diese Visualisierung nach dem gleichen Ablaufschema. Versuchen Sie bitte, diese Übung jeden Tag, auf jeden Fall jeden zweiten Tag mehrere Wochen lang (oder immer) durchzuführen. Machen Sie das Visualisieren zu Ihrer Gewohnheit wie Waschen, Essen, Trinken und Schlafen.

# 4. Mit schöpferischer Visualisierung gegen Schmerzen

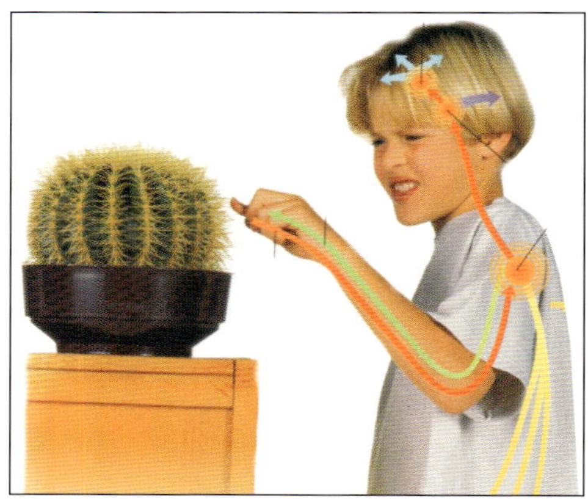

**Abbildung 41:** Schmerzen sind Gehirnfunktionen [Adams et al. 1996]

Schmerzen erleidet jeder Mensch in seinem Leben. Sie sind ein Warnsignal, dass in Seele und Körper etwas nicht in Ordnung ist. Deshalb sollten Schmerzen Anlass sein zu überprüfen, was die Ursache ist.
Bei Zahnschmerzen findet man die Ursache relativ schnell. Aber wenn der Zahn raus ist, schmerzt die Wunde noch. Schmerzen treten häufig chronisch auf. Dann bereiten Sie manchen Menschen große Probleme. Bekannt ist, dass dazu kommende Angst die Schmerzen noch schmerzhafter macht.

Wie Sie bereits erfahren haben, können Sie mit der Visualisierung die körpereigene Apotheke aktivieren. Bei einer Visualisierung gegen Schmerzen kann man unter anderem Endorphine aktivieren, welche die Schmerzen verhindern oder beseitigen können. Deshalb möchte ich auch eine Anleitung zur Verminderung der Schmerzen durch Visualisierung geben.

Zunächst seien aber einige kurze Bemerkungen zum Schmerz gestattet.

Was ist Schmerz? Schmerzen sind unangenehme Sinnes- oder Gefühlserlebnisse. Physiologisch: normale Funktion: Schadenfrühwarnsystem. Schmerz – „der bellende Wachhund der Gesundheit“.

Dauernde Schmerzen können durch Bildung eines Schmerzgedächtnisses zur chronischen Erkrankung, zum so genannten Schmerzsyndrom, werden. Die bewusste Schmerzwahrnehmung ist ein Erleben unangenehmer Sinnes- und Gefühlsprozesse mit vielen Dimensionen, z.B.:

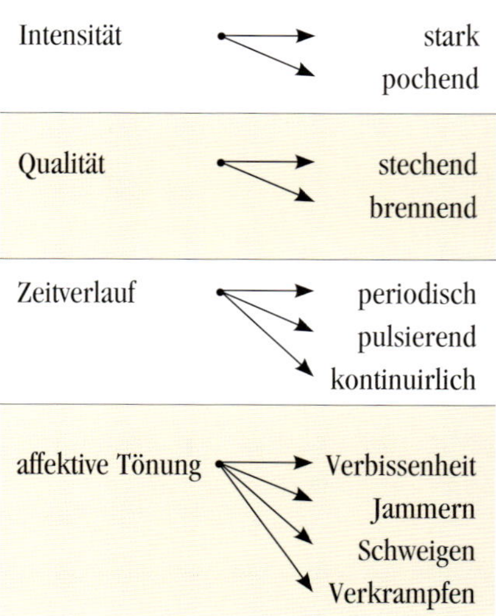

Schmerzen sind wie das Sehen eine Hirnfunktion mit zahlreichen Komponenten.

Schmerzstoffe = Schmerztransmitter (Neurotransmitter, die sich an die Schmerzrezeptoren binden) regulieren bzw. stimulieren die Schmerzen.

Neurotransmitterbeispiele:

| Schmerz auslösend | Schmerz hemmend |
|---|---|
| | |
| Bradikinin | Endorphine |
| Cytokinin | Glyzin |
| Prostaglandin | Oxitocin |
| Serotonin | |
| Histamin | |

Übertragene Schmerzen: Ort der Schmerzwahrnehmung ist nicht immer mit dem Ursachenherd identisch. Zum Beispiel:

Phantomschmerz (z.B. Schmerzen in einem Zeh des amputierten Beins)

Herzanfall Schmerzen im linken Arm

Diese nennt man übertragene Schmerzen. Übertragene Schmerzen treten auf, wenn zwei verschiedene Körperregionen die gleiche Nervenbahn benutzen. Das Gehirn empfängt **zusätzliche Signale** aus **„sehr empfindlichen Bereichen“** des Körpers.

**Schmerzsensibilisierende Faktoren**

1. Sensibilisierendes Körpermilieu
- Hypoxie: $O_2$-Mangel
- Absinken des pH-Werts (saures Milieu)
- Änderung der Elektrolyt- (Mineralien-) Konzentration (Mangel $SiO_2$, Mg)
- Medikamente

verstärken die Schmerzen

2. Psychische Faktoren
- Angst
- Pessimismus
- Hilflosigkeit
- Einsamkeit
- Verzagtheit
- Jammern

verstärken die Schmerzen

**„Angst macht Schmerzen schmerzhafter“**

Die Wahrnehmung der Schmerzen ist bei verschiedenen Völkergruppen unterschiedlich. Das soll am folgenden Beispiel gezeigt werden.

Untersuchungen akuter Schmerzen an Hausfrauen: Alteingesessene Amerikanerinnen sowie Frauen irländischer, jüdischer und italienischer Herkunft, in den USA lebend [Sternbach und Tursky 1965].

Schmerzempfindlichkeit bei gleichen Schmerzauslösern (Stimulus)

| | |
|---|---|
| Italienerinnen | sehr stark |
| Jüdinnen | stark und Befürchtungen, dass Folgen bleiben |
| Irländerinnen | mittelstark, vermögen mit Anstrengung Schmerzen zu verkraften |
| alteingesessene Amerikanerinnen | gering, verkraften Schmerzen ohne Anstrengungen |

Die subjektive Schmerzwahrnehmung ist bei gleicher Schmerzintensität, ausgewiesen durch biologische Parameter, sehr unterschiedlich. Schmerzen können von vielen Faktoren abhängig sein, wie aus folgendem Schema hervorgeht.

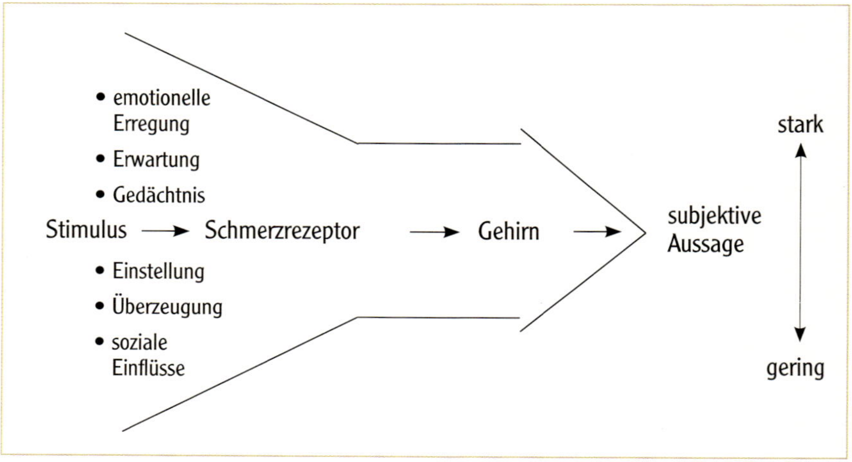

**Abbildung 42:** Schmerzen können vom Bewusstsein und Unbewusstsein beeinflusst werden



Empfehlungen zur Schmerzbekämpfung durch Auslösen von positiven Emotionen (nach Prof. Peter Staab, John Hopkins-University):

- auf jede positive emotionelle Kleinigkeit achten, über jede Kleinigkeit freuen
- sich selber loben, sich selbst Erfolgserlebnisse verschaffen
- Glücksbegriffe, Glückserlebnisse ins Gedächtnis bringen und das Glücksgefühl ausagieren
- Freude, Humor, frohe Stimmung, Lachen
- optimistische Einstellung
- körperliche und geistig-seelische Entspannung
- Kommunikation in fröhlicher Umgebung
- Kunst- und Kulturgenuss
- Sport treiben (im Rahmen des Möglichen), Freisetzen von Endorphinen!
- Vermeiden von Selbstbemitleidung und Bemitleidung sowie von Angst

## Anleitung zur Durchführung der Visualisierung

1

Mit positiven Emotionen und neuer Lebensenergie gegen Schmerzen.

Sie wissen, dass Schmerz durch negative Emotionen, z.B. Angst, Pessimismus und Verzagtheit schmerzhafter wird. Sie wissen auch, dass Schmerz durch Lebensfreude, Fröhlichkeit, Heiterkeit und Lachen gemildert oder sogar beseitigt werden kann, weil damit schmerzhemmende Stoffe (Neurotransmitter) freigesetzt werden. Unter diesem Aspekt werden Sie nun eine Visualisierung durchführen.

- Sie haben sich alle Voraussetzungen geschaffen, um die Visualisierung ungestört durchzuführen. Sie haben das Telefon abgeschaltet, Familie oder Kollegen akzeptieren Ihre „heilige Zeit" der schöpferischen Visualisierung. Sie haben eine dieser Übung angepasste Sitzgelegenheit vorbereitet. Ihre Kleidung sitzt locker und drückt nicht. Der Bauch ist nicht überfüllt. Sie können locker atmen.
- Setzen Sie sich bitte bequem in einen Sessel oder auf einen bequemen Stuhl. Überprüfen Sie bitte, dass Sie nicht verspannt sind, sondern Arm-, Rumpf- und Beinmuskeln sich im lockeren Zustand befinden.

Heben Sie bitte die Arme und lassen Sie diese locker fahren. Das Gleiche tun Sie bitte auch mit den Beinen und danach mit dem Kopf.

Schließen Sie bitte die Augen und versuchen Sie mitteltief zu atmen. Verwenden Sie bitte die verbundene Atmung. Die Dauer des Ausatmens soll dabei immer länger sein als das Einatmen.

Jetzt beginnen Sie: langsam mitteltief einzuatmen und langsam mitteltief auszuatmen.

Zur Kontrolle können Sie beim Einatmen gedanklich von 1-6 zählen und beim Ausatmen von 1-7.

Üben Sie bitte.

Einatmen und zählen: 1, 2, 3, 4, 5, 6;
Ausatmen und zählen: 1, 2, 3, 4, 5, 6, 7;
Einatmen und zählen: 1, 2, 3, 4, 5, 6;
Ausatmen und zählen: 1, 2, 3, 4, 5, 6, 7;
und so weiter; drei Minuten lang.

2

Wichtig ist des Weiteren, dass Sie sich den Rhythmus des Ein-und Ausatmens durch gedankliches Mitschwingen fest einprägen. Fliegen Sie bitte niemals mit den Gedanken weg, sondern konzentrieren Sie sich voll auf das rhythmische Ein-und Ausatmen. Wenn Sie das richtig und gut beherrschen, werden Sie bald innerer Harmonie und Inneres Wohlbefinden durch das Mitschwingen verspüren.

Alternativen:

Das Wegfliegen der Gedanke können Sie auch dadurch verhindern, indem Sie sich ein zweisilbiges Wort mit positiver Bedeutung wählen und beim Einatmen die erste Silbe gedanklich äußern und beim Ausatmen die zweite Silbe.

Zum Beispiel:

Einatmen: Freu- Ausatmen: -de
Einatmen: Lie- Ausatmen: -be
Einatmen: Frie- Ausatmen: -den

Wenn Sie sich eine Variante gewählt haben, sollten Sie diese immer bei der Visualisierung verwenden.

3

- Atmen Sie nun geistig konzentriert auf den Rhythmus mit geschlossenen Augen. In diesem Rhythmus verbleiben Sie bitte 2-3 Minuten.
- Schwingen Sie sich so auf diesem Rhythmus ein, dass Ihre Gedanken, Ihre Emotionen und Ihr ganzer Körper mitschwingen. Fühlen Sie sich dabei wie auf einer Gartenschaukel oder in einer Wiege, auf der Sie in völliger Entspannung rhythmisch hin und her wiegen.
- Nun gehen Sie bitte im völlig entspannten Zustand zur weichen Atmung über. Atmen Sie bitte ganz weich durch die Nase. Ganz weich aus- und einatmen.

Verbleiben Sie in diesem Zustand ein bis zwei Minuten.

- Sie sind nun ganz entspannt und die Schwingungen des Atemrhythmus erfüllen Sie mit Wärme, innerer Harmonie, Glück und Wohlbefinden.
- Jetzt versetzen Sie sich bitte in den Zustand des Glücks und der Freude. Erinnern Sie sich bitte an eine glückliche Zeit im Ihrem Leben. (Diese legen Sie bitte vor Beginn der Visualisierung fest oder schreiben Sie sich diese auf, damit Sie durch inneres Suchen nicht abgelenkt werden.)

Aus dieser Erinnerung können Sie sich bitte drei Worte, die an die glückliche Zeit erinnern wählen, die Sie mit entsprechender Vorstellung ein bis zwei Minuten gedanklich und visualisierend und kreisend widerholen. Zum Beispiel

Willen – Stärke – Stolz.

Alternativen:

Zweisamkeit – Liebe – Glück.

Oder zum Beispiel auf die Natur bezogen:

Sonne – Wald – Frieden.

Sie können sich aber auch ein bis zwei Minuten das Wellenspiel der Brandung am Meer vorstellen (visualisieren). Es ist auch möglich, eine Zeile eines Liedes mit der Melodie zu visualisieren, zum Beispiel „Das Wandern ist des Müllers Lust".

Wichtig ist, dass man nach Auswahl dieser Worte oder Verse bei diesen bleibt und diese immer wieder bei jeder Visualisierungsübung wiederholt. Wenn Sie gut visualisieren können, ist es auch möglich, die Erinnerungsworte so zu wechseln, wie es Ihnen gefällt.

4

- Sie sind nun ganz entspannt und die Schwingungen des Atemrhythmus erfüllen Sie mit Wärme, innerer Harmonie, Glück und Wohlbefinden.
- Sie sind voller innerer Freude und Glück. Erinnern Sie sich bitte an glückliche Stunden in Ihrem Leben. Rufen Sie die glücklichen Stunden ins Gedächtnis und verharren Sie in diesem Glück und Wohlsein. Überprüfen Sie bitte, welche Gedanken und Gefühle Sie mit dem Wort Glück verbinden können und wiederholen Sie diese mehrmals.
- Nun stellen Sie sich die Sonne als Wärme- und Energiespender für Ihren Geist, Körper und für Ihre Seele vor. Mit jedem Atemzug werden Ihnen über die gleißenden Sonnenstrahlen Wohlbefinden und Energie zugeführt. Sie baden regelrecht in den gleißenden Energie spendenden Sonnenstrahlen. Die Schmerzen sind völlig verschwunden. Sie sind darüber voller Lebensfreude und Lebensglück.

Verbleiben Sie ein bis zwei Minuten in diesem Zustand.

- In Ihrer gesamten Vorstellungskraft erleben Sie, wie die gleißenden Sonnenstrahlen in Ihren Körper und in jedes Organ Lebensenergie, Wärme, positive Emotionen, also Freude, Glück, Zufriedenheit, Wohlbefinden hineinbringen. Die Schmerzen sind völlig verschwunden. Nichts plagt Sie mehr. Genießen Sie in vollen Zügen dieses entlastende befreiende Gefühl.

Verbleiben Sie ein bis zwei Minuten in diesem Zustand.

- Nun erleben Sie mit Ihrer Vorstellungskraft, wie die Sonnenenergie als gleißende Strahlen in Ihre Zellen eindringt und dabei die Schmerzstoffe und Schmerzhormone ausspült und neue gleißende Strahlen der Sonnenenergie diese Zellen mit Glücksneurotransmittern und Antischmerzneurotransmittern aus Ihrer körpereigenen „Apotheke“ anfüllen (Endorphine, Oxitocin, Endovalium).

Verbleiben Sie ein bis zwei Minuten in diesem Zustand.

- Erleben Sie dieses Anfüllen Ihres ganzen Körpers mit positiven Emotionen. Fühlen Sie Freude, Glück, Frieden, Zufriedenheit, Wohlbefinden und innere Harmonie.

Verbleiben Sie ein bis zwei Minuten in diesem Zustand.

- Genießen Sie bitte dieses Fließen von positiven Emotionen und Lebensenergie, die Ihnen durch die gleißenden Sonnenstrahlen zugeführt werden. Schwimmen Sie bitte im Rhythmus der Atmung im Meer der positiven Emotionen und der unermesslichen Lebensenergie. Nehmen Sie bewusst eine Welle nach der anderen von der neuen Lebensenergie und der positiven Emotionen wahr, die bei jedem Atemzug einströmen. Erleben und genießen Sie Freude, Glück und Wohlbefinden, die jede Welle der gleißenden Sonnenstrahlen als Lebensenergie und positive Emotionen in Ihren Körper einfließen lässt. Fühlen Sie diese sanften Wellen der Lebensenergie, der Freude, des Glücks und des Wohlbehagens.

Verbleiben Sie ein bis zwei Minuten in diesem Zustand.

- Nach Belieben können Sie die Zufuhr von schmerzlindernden Endorphinen, beruhigendem Endovalium und glücksbringendem Oxitocin mit Ihrer Vorstellungskraft vergrößern. Sie fühlen sich dabei lebensfroh, energiegeladen, glücklich und voller innerer Harmonie.

Verbleiben Sie ein bis zwei Minuten in diesem Zustand.

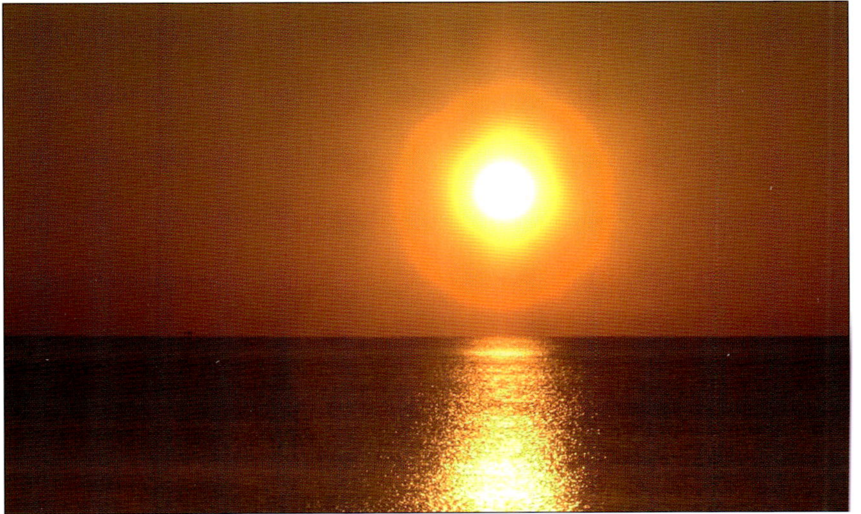

**Abbildung 43:** Jeder Sonnenaufgang gibt täglich Lebenskraft, Wohlbefinden, Glück, wodurch Schmerzen gelindert werden können

- Genießen Sie die zuströmende Lebensenergie und das Anfüllen mit positiven Emotionen. Baden Sie im Glück, welches Ihnen die gleißenden Strahlen des Lichtes der Sonne mit jedem Atemzug zuführen.

Verbleiben Sie ein bis zwei Minuten in diesem Zustand.

- Prägen Sie dieses Erleben fest in Ihr Gedächtnis ein. Fühlen Sie wie Ihr ganzes Glück, Ihre Lebensfreude, Lebensenergie und Lebenskraft im Gedächtnis für immer festgehalten wird. Prägen Sie sich dieses Erlebnis sehr stark ein. Genießen Sie bitte diesen angenehmen Zustand 1 bis 2 Minuten und prägen Sie diesen fest in Ihr Gedächtnis ein.
- Jetzt öffnen Sie langsam die Augen. Merken Sie, wie Sie sich verändert haben, wie Sie ein ganz anderer Mensch geworden sind als Sie es zuvor waren?

Erheben Sie sich bitte und sprechen Sie laut:

Ich bin gesund!
Ich bin glücklich!
Ich bin stark!
Ich bin jung!
Ich bin schön!

Mit gestärkter Lebenskraft, mit positiven Emotionen, locker, entspannt und gelassen wenden Sie sich nun mit hohem Selbstbewusstsein dem Alltagsleben zu.

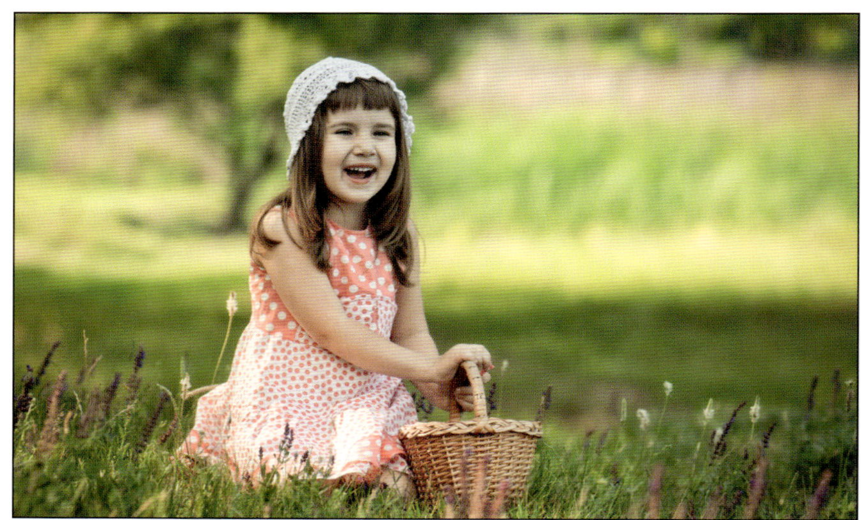

**Abbildung 44:** Genießen Sie den Tag und visualisieren Sie sich Gesundheit [Shutterstock]

Ich wünsche Ihnen einen schönen, erfolgreichen, sonnigen, frohen und harmonievollen Tag, an dem Sie mit Gelassenheit und Überlegenheit allen Schwierigkeiten trotzen.

Am nächsten Tag wiederholen Sie diese Visualisierung nach dem gleichen Ablaufschema. Versuchen Sie bitte, diese Übung jeden Tag, auf jeden Fall jeden zweiten Tag mehrere Wochen lang (oder immer) durchzuführen. Machen Sie das Visualisieren zu Ihrer Gewohnheit wie Waschen, Essen, Trinken und Schlafen.

**Das ist Psychohygiene.**

# 5. Visualisierung zur Vorbereitung einer schmerzarmen Geburt ohne medikamentöse Applikation

## Vorbemerkung

Das Ausmaß des Schmerzerlebens während einer Entbindung kann sehr unterschiedlich sein. Manche Frauen haben wenig Schmerzen und erleben ein großes Mutterglück. Andere erleiden große Schmerzen und sind so erschöpft, dass sie Mühe haben das Mutterglück zu erleben.

Studien zeigen, dass bei verschiedenen Völkergruppen Schmerzreaktionen bei gleichem schmerzauslösenden Stimulus sehr unterschiedlich sein können, wie folgende Tabelle es zeigt:

| Völkergruppe | Schmerzerleben | Endorphinspiegel im Blut |
|---|---|---|
| Italienerinnen | sehr stark | sehr niedrig |
| Jüdinnen | stark | niedrig |
| Indianerinnen | gering | hoch |

Aus der einschlägigen Literatur geht des Weiteren hervor, dass Indianerinnen und Ostasiatinnen kaum einen Geburtsschmerz wahrnehmen. Europäerinnen dagegen erleben einen sehr starken Geburtsschmerz. Das sind Durchschnittswerte. Es gibt auch Europäerinnen, die schmerzarm entbinden und Ostasiatinnen, die Schmerzen erleben.

Aus der vorstehenden Tabelle wird ersichtlich, dass das schmerzerleben von der Konzentration des Endorphins abhängig sein kann. Das ist plausibel. Aus der Fachliteratur ist bekannt, dass Placebowirkungen bei der Verabreichung „substanzleerer" Antischmerzmittel auch mit einem erhöhten Endorphinspiegel einhergehen. Der Glaube, dass dieses Mittel hilft erhöht bereits den Endorphinspiegel im Blut und lässt Schmerzen verschwinden. Es ist auch bekannt, dass Ausdauersportarten (Jogging, Wandern, Gehen, Schwimmen, Rudern usw.) spätestens nach ca. 30 Minuten den Endorphinspiegel im Blut ansteigen lassen. Deshalb gehört heute zur Schmerztherapie die Körperbewegung.

Wie Ihnen den vorgehenden Kapiteln gezeigt wurde, ist es möglich, durch meditatives Atmen, Meditieren und Visualisieren Wirkstoffe aus der körpereigenen Apotheke zu aktivieren. Darunter befinden sich auch schmerzlindernde, zum Beispiel die Endorphine.

Zur nicht medikamentösen, schmerzarmen Geburt, zum Beispiel durch psycho- und physiotherapeutische Verfahren, liegen Erfahrungen vor, die ich selbst miterlebt habe.

Die schmerzarme Geburt wurde durch Vorbereitungskurse mit den schwangeren Frauen vermittelt und geübt. Derartige Kurse wurden zum Beispiel in den 50er und 60er Jahren des vergangenen Jahrhunderts in der Universitätsfrauenklinik der Charité (Humboldt Universität zu Berlin) von Oberarzt Prof. Dr. Kraußold durchgeführt. Die Schwerpunkte dieser Kurse, die sich über mehrere Monate erstreckten, waren folgende:

**Abbildung 45:** Nicht immer muss eine Geburst mit Schmerzen verbunden sein [Shutterstock]

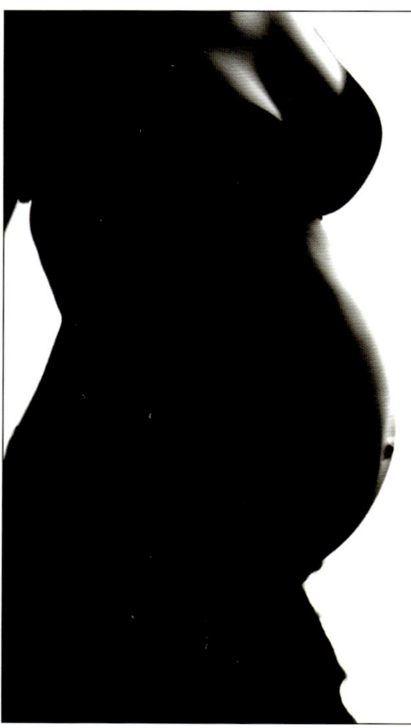

1. Das Kennenlernen jeder Phase des Ablaufs der Geburt und was die Gebärende dabei zu tun hat. Der Vorgang wurde durch Filme und Bilder demonstriert.
2. Erlernen des richtigen Atmens während der Schwangerschaft und während der Geburt, um damit Schmerzen zu lindern.
3. Erlernen des richtigen Entspannens, vor allem das Entspannen mit lockern der Muskeln.
4. Erlernen von Becken-und Bauchgymnastik, die täglich durchzuführen war.
5. Erwecken von positiven Emotionen, stimulieren der Mutterfreuden und des Mutterglücks.
6. Erlernen der Visualisierung und des Vorstellungsvermögens bezüglich des Ablaufs der Geburt eines Kindes. Dabei wurde vor allem die Vorstellung, verbunden mit richtigem Atmen, geübt, wie Schmerzen während der Geburt gelindert werden können.
7. Angstbekämpfung.

Das Ergebnis dieser Vorbereitungskurse war überzeugend. Die meisten Teilnehmerinnen entbanden schmerzarm. Während der Kurse lernten die Schwangeren auch die Hebammen kennen, die sie bei der Entbindung begleiteten, wodurch ein Vertrauensverhältnis entstand.

## Anleitung zur Visualisierung

1

- Sie haben sich alle Voraussetzungen geschaffen, um die Visualisierung ungestört durchzuführen. Sie haben das Telefon abgeschaltet, Familie oder Kollegen akzeptieren Ihre „heilige Zeit" der schöpferischen Visualisierung.

Sie haben eine dieser Übung angepasste Sitzgelegenheit vorbereitet. Ihre Kleidung sitzt locker und drückt nicht. Sie können locker atmen.

- Setzen Sie sich bitte bequem in einen Sessel oder auf einen bequemen Stuhl. Überprüfen Sie bitte, dass Sie nicht verspannt sind, sondern Arm-, Rumpf- und Beinmuskeln sich im lockeren Zustand befinden.

Heben Sie bitte die Arme und lassen Sie diese locker fahren. Das Gleiche tun Sie bitte auch mit den Beinen und danach mit dem Kopf.

Schließen Sie bitte die Augen und versuchen Sie mitteltief zu atmen. Verwenden Sie bitte die verbundene Atmung. Die Dauer des Ausatmens soll dabei immer länger sein als das Einatmen.

Jetzt beginnen Sie: langsam mitteltief einzuatmen und langsam mitteltief auszuatmen.

Zur Kontrolle können Sie beim Einatmen gedanklich von 1-6 zählen und beim Ausatmen von 1-7.

Üben Sie bitte.

| | |
|---|---|
| Einatmen und zählen: | 1, 2, 3, 4, 5, 6; |
| Ausatmen und zählen: | 1, 2, 3, 4, 5, 6, 7; |
| Einatmen und zählen: | 1, 2, 3, 4, 5, 6; |
| Ausatmen und zählen: | 1, 2, 3, 4, 5, 6, 7; |

und so weiter; drei Minuten lang.

2

Wichtig ist des Weiteren, dass Sie sich den Rhythmus des Ein-und Ausatmens durch gedankliches Mitschwingen fest einprägen. Fliegen Sie bitte niemals mit den Gedanken weg, sondern konzentrieren Sie sich voll auf das rhythmische Ein-und Ausatmen. Wenn Sie das richtig und gut beherrschen, werden Sie bald innerer Harmonie und Inneres Wohlbefinden durch das Mitschwingen verspüren.

Alternativen:

Das Wegfliegen der Gedanken können Sie auch dadurch verhindern, indem Sie sich ein zweisilbiges Wort mit positiver Bedeutung wählen und beim Einatmen die erste Silbe gedanklich äußern und beim Ausatmen die zweite Silbe.

Zum Beispiel:

| | |
|---|---|
| Einatmen: Freu- | Ausatmen: -de |
| Einatmen: Lie- | Ausatmen: -be |
| Einatmen: Frie- | Ausatmen: -den |

Wenn Sie sich eine Variante gewählt haben, sollten Sie diese immer bei der Visualisierung verwenden.

- Atmen Sie nun geistig konzentriert auf den Rhythmus mit geschlossenen Augen. In diesem Rhythmus verbleiben Sie bitte 2-3 Minuten.
- Schwingen Sie sich so auf diesem Rhythmus ein, dass Ihre Gedanken, Ihre Emotionen und Ihr ganzer Körper mitschwingen. Fühlen Sie sich dabei wie auf einer Gartenschaukel oder in einer Wiege, auf der Sie in völliger Entspannung rhythmisch hin und her wiegen.
- Nun gehen Sie bitte im völlig entspannten Zustand zur weichen Atmung über. Atmen Sie bitte ganz weich durch die Nase. Ganz weich aus- und einatmen.

Verbleiben Sie in diesem Zustand ein bis zwei Minuten.

- Atmen Sie nun geistig konzentriert auf den Rhythmus mit geschlossenen Augen. In diesem Rhythmus verbleiben Sie bitte 2-3 Minuten.
- Schwingen Sie sich so auf diesem Rhythmus ein, dass Ihre Gedanken, Ihre Emotionen und Ihr ganzer Körper mitschwingen. Fühlen Sie sich dabei wie auf einer Gartenschaukel oder in einer Wiege, auf der Sie in völliger Entspannung rhythmisch hin und her wiegen.
- Nun gehen Sie bitte im völlig entspannten Zustand zur weichen Atmung über. Atmen Sie bitte ganz weich durch die Nase. Ganz weich aus- und einatmen.

Verbleiben Sie in diesem Zustand ein bis zwei Minuten.

- Sie sind nun ganz entspannt und die Schwingungen des Atemrhythmus erfüllen Sie mit Wärme, innerer Harmonie, Glück und Wohlbefinden.
  Einatmen – Ausatmen
  Einatmen – Ausatmen
- Schwingen Sie sich so auf diesen Rhythmus ein, dass Ihre Gedanken, Ihre Gefühle und Ihr ganzer Körper mitschwingen. Fühlen Sie sich dabei wie auf einer Gartenschaukel, auf der Sie in völliger Entspannung rhythmisch hin und her wiegen. Gehen Sie bitte in völlig entspanntem Zustand zur weichen Atmung über. Atmen Sie bitte ganz weich, durch die Nase.

Verbleiben Sie ca. zwei Minuten in diesem Zustand.

- Sie sind nun ganz entspannt und die Schwingungen des Atemrhythmus erfüllen Sie mit Wärme, innerer Harmonie, Glück und Wohlbefinden.
- Sie sind voller innerer Freude und Glück. Erinnern Sie sich bitte an glückliche Stunden in Ihrem Leben. Rufen Sie die glücklichen Stunden ins Gedächtnis und verharren Sie in diesem Glück und Wohlsein. Visualisieren Sie Erinnerungen an eine Lebenssituation, in der Sie sehr glücklich waren.

Verbleiben Sie ca. zwei Minuten in diesem Zustand.

- Nun stellen Sie sich die Sonne als Wärme- und Energiespender für Ihren Geist, Körper und für Ihre Seele vor. Mit jedem Atemzug werden Ihnen über die gleißenden Sonnenstrahlen Wohlbefinden und Energie zugeführt. Sie baden regelrecht in den gleißenden energiespendenden Sonnenstrahlen.

Verbleiben Sie ca. eine Minute in diesem Zustand.

- Die Helligkeit und die angenehme Wärme der Sonne versetzen Sie weiter in positive Gefühle, in Freude und Wohlbehagen. Die Sonne als stärkste Energiequelle unseres Lebens führt Ihnen über ihre gleißenden Strahlen mit jedem Atemzug Lebensenergie, Lebensfreude, Optimismus, Lebenskraft und Harmonie zu. So spüren Sie, wie sich Ihr Körper, Ihre Seele, Ihr Geist mit positiven Gefühlen, mit Lebensenergie und Lebensfreude füllt.

Verbleiben Sie ca. eine Minute in diesem Zustand.

- Visualisieren Sie intensiv und fühlen Sie, wie bei jedem Atemzug die Sonnenenergie mit gleißenden Strahlen in alle Ihre Körperorgane eindringt. Zuerst füllt sich die Lunge mit Lebensenergie, dann das Gehirn, das Herz, der Blutkreislauf, das Neurotransmittersystem, das Immunsystem, die Muskeln und die Verdauungsorgane. Sie fühlen sich ganz leicht und entspannt, lebensfroh und willensstark, energiegeladen und kräftig.

Verbleiben Sie ca. eine Minute in diesem Zustand.

- Visualisieren Sie mit Ihrer ganzen Vorstellungskraft, wie die Sonnenenergie als gleißende Strahlen mit jedem Atemzug in Ihre Zellen eindringt und dabei alle Zellen von Stresshormonen befreit werden und gleichzeitig mit Lebensenergie, mit Glücksneurotransmittern und mit immunstärkenden Stoffen angefüllt werden. Alle Zellen sind frei von Stresshormonen und voll gefüllt mit Glücksneurotransmittern, mit Endorphinen und Oxitocin.

Verbleiben Sie ca. eine Minute in diesem Zustand.

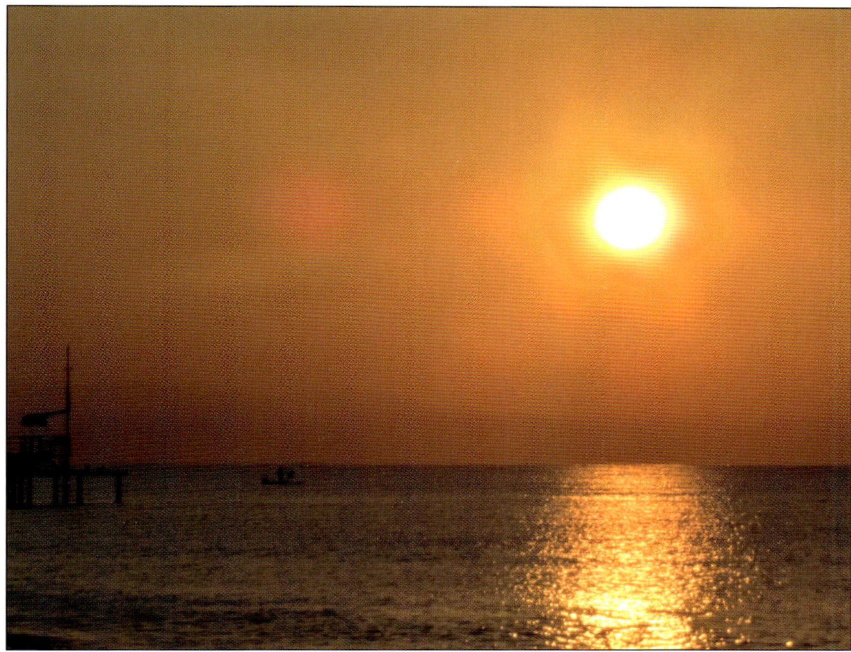

**Abbildung 46:** Das Visualisieren der Sonnenstrahlen stimuliert positive Emotionen und lässt Schmerzen vergessen

[Archiv Hecht]

- Erleben Sie das Auffüllen Ihres ganzen Körpers mit positiven Gefühlen. Empfinden Sie Freude, Glück, Frieden, Wohlbefinden, Harmonie und Zufriedenheit mit sich selbst, mit der Natur und mit der ganzen Welt. Genießen Sie bitte diesen Fluss von positiven Gefühlen und Lebensenergie, die wellenförmig mit jedem Atemzug in Sie eindringen. Fühlen Sie diese sanften Wellen der Lebensenergie, der Freude, des Glücks und des Wohlbefindens.

Verbleiben Sie ca. eine Minute in diesem Zustand.

- Genießen Sie die zuströmende Lebensenergie und das Anfüllen mit positiven Gefühlen. Baden Sie in dem Glück, welches Ihnen die gleißenden Strahlen des Lichts der Sonne mit jedem Atemzug zuführen.

Verbleiben Sie ca. eine Minute in diesem Zustand.

- Prägen Sie dieses Erleben fest in Ihr Gedächtnis ein. Fühlen Sie wie Ihr ganzes Glück, Ihre Lebensfreude, Lebensenergie und Lebenskraft im Gedächtnis für immer festgehalten wird. Prägen Sie sich dieses Erlebnis sehr stark ein.
- Visualisieren Sie sehr stark und prägen Sie sich dieses Erlebnis fest in Ihr Gedächtnis ein.

Verbleiben Sie ca. eine Minute in diesem Zustand.

- Jetzt versetzen Sie sich bitte in den Zustand der Freude auf Ihr Kind, das Sie noch unter dem Herzen tragen. Erleben Sie die Herzschläge Ihres Kindes. Sie sind mit dem Kind ein glückliches Ganzes. Genießen Sie dieses Glück und prägen Sie sich dieses Glücksgefühl fest ein.

Verbleiben Sie ca. eine Minute in diesem Zustand.

- Jetzt visualisieren Sie wie Ihr Kind, das Sie geboren haben, auf Ihrem Bauch liegt. Wie Sie die Herzschläge Ihres Kindes fühlen und Ihr Kind Ihre Herzschläge wie im Mutterleib wahrnimmt.
- Visualisieren Sie, wie sich Ihr Kind beim Hören Ihrer Herzschläge geborgen, ruhig und ausgeglichen fühlt. Sie sind Mutter eines gesunden Kindes. Übertragen Sie Ihr Glücksgefühl auf das Kind, das nun neben Ihnen ruhig und zufrieden schläft.

Verweilen Sie ein bis zwei Minuten in diesem Zustand.

Jetzt öffnen Sie bitte die Augen. Erinnern Sie sich noch einmal an die visuellen Bilder.

Nun erheben Sie sich bitte:

Ich bin gesund! Mein Kind wird gesund sein!

Ich bin glücklich! Mein Kind wird glücklich sein!

Ich bin stark! Mein Kind wird stark sein!

Ich bin jung!

Ich bin schön! Mein Kind wird schön sein!

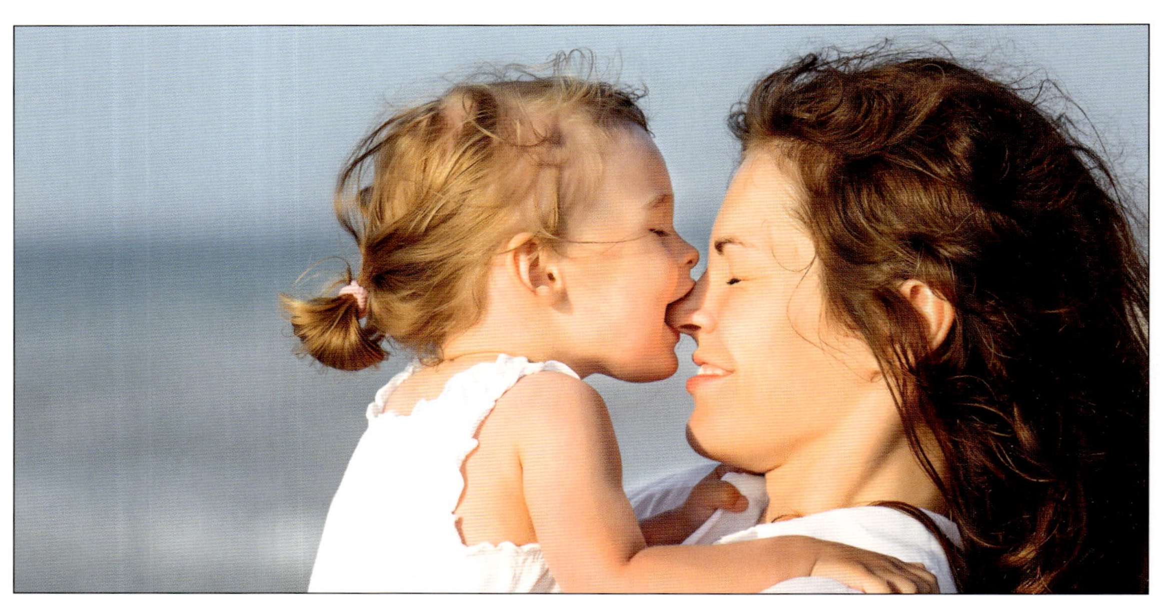

**Abbildung 47:** Visualisieren Sie Ihr zu erwartendes Mutterglück [Shutterstock]

## Schlussbemerkung

Liebe werdende Mutter. Wenn Sie schmerzarm und glücklich ihr Kind zur Welt bringen, werden sie mit ihrem Kind in Harmonie und Frieden leben.

Sie erlernen mittels täglich geübter Visualisierung und richtiger Atmung, wie Sie schmerzarm gebären können.

Leider zeigt sich ein anderer Trend: Heute wird in Deutschland ein Drittel aller Entbindungen durch Kaiserschnitt entbunden. Das widerspricht jeglicher Natur.

Kliniken bieten schmerzarme Geburten mit Kurznarkose und anderen schmerzstillenden Verfahren an.

Bei all diesen medizinischen Eingriffen erleben Sie nicht das Geburtsmutterglück und ihr Kind fühlt sich allein und gestresst, weil Mutterherzschlag, Mutternähe und Geborgenheit fehlen.

Das alles gilt für die vom Gynäkologen diagnostizierte **normale Geburtslage** des Kindes und für eine **gesunde Mutter**.

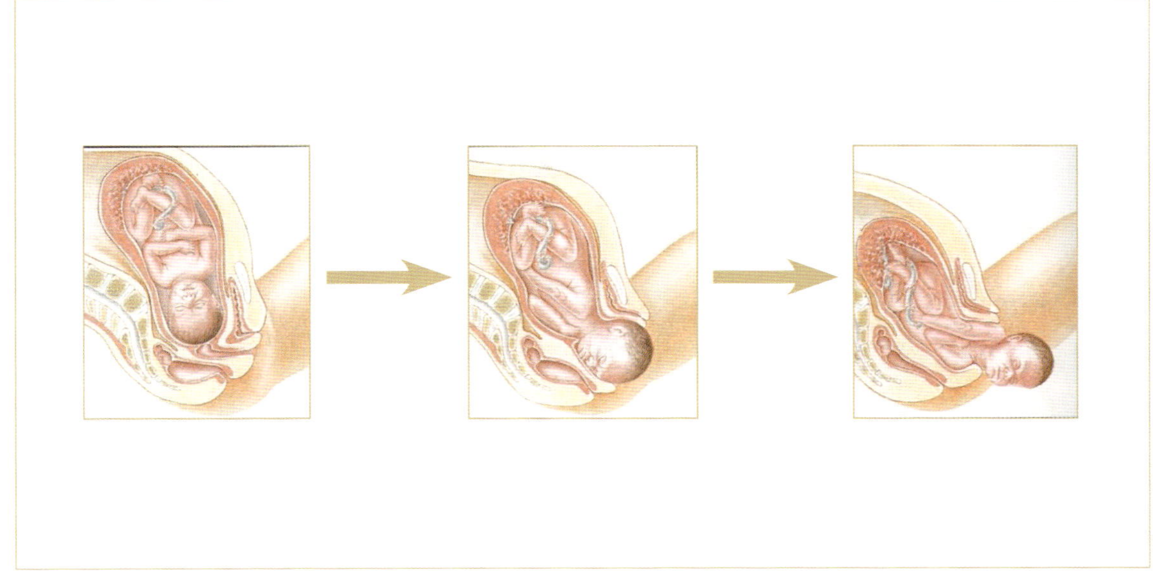

**Abbildung 48:**
So geht ein normaler Geburtsvorgang von statten
[Archiv Hecht]

# 6. Mit schöpferischer Visualisierung die Krebserkrankung besiegen

Anleitung zur schöpferischen Visualisierung für Krebskranke und für Gesunde, die sich gegen Tumorkrankheiten schützen möchten.

## Vorbemerkung

Wenn Hippokrates (460 bis 370 v. Chr.) schrieb

**„Ein Patient, der schon vom Tode gezeichnet ist, kann dennoch durch den Glauben an die Kunst seines Arztes genesen"**,

so können wir heute ergänzen:

**„Er kann durch den Glauben an sich selbst, durch das Vertrauen in sich selbst und auf seine Selbstheilungskräfte stützend und durch Visualisieren gesund werden bzw. gesund bleiben."**

Auch davon wusste Hippokrates bereits, indem er feststellte:

**„Der Verlauf einer Krankheit wird weitgehend davon bestimmt, wie der Patient psychisch auf die Krankheit reagiert."**

Glauben an sich selbst und an seinen Arzt, Einstellung, Willen, Überzeugung und Optimismus sind wichtige Faktoren bei der Heilung von Krankheiten und bei der Gesunderhaltung [Benson 1997].

Die Medizingeschichte ist reich an diesen Beispielen. Nachfolgend soll eine Anleitung zur Visualisierung, in diesem Fall speziell für Patienten, die Krebsleiden haben oder hatten, bzw. Krebsleiden verhindern wollen, gegeben werden.

Wesentliche Voraussetzung für die Visualisierung ist die Fähigkeit zum Entspannen, die Fähigkeit zum Entwickeln starker positiver Emotionen, die Fähigkeit zum bildhaften Denken und zur Einbildungskraft. Alles das ist aber zu lernen. Die Visualisierung soll bei Tumorkranken täglich 2- bis 3-mal zur Anwendung kommen: Morgens 1 Stunde nach dem Aufstehen und am frühen Nachmittag, möglichst 10 Minuten nach einem Minischlaf. Die Dauer soll etwa 30 Minuten betragen. Am Abend kann noch einmal visualisiert werden. 3 x 30 Minuten täglich visualisieren wäre optimal.

Die Visualisierung bei Krebsleiden kann parallel zu allen anderen Therapien (Chemo- und Strahlentherapie, Mineraltherapie, Vitamintherapie u.a.), aber auch nur allein durchgeführt werden. Am günstigsten ist es, die Visualisierung in die systemische integrative Krebstherapie „einzuprogrammieren“. In diesem Zusammenhang gilt es festzustellen, dass jeder Mensch im Laufe seines Lebens mit seinem Immunsystem (natürliche Killerzellen) tausende von krebsigen Zellen vernichtet und ausscheidet. Das ist ein normaler Vorgang. Deshalb eignet sich das Visualisierungsprogramm auch für Gesunde zur Prävention gegen Krebsleiden.

Studien und viele praktische Erfahrungen zeigen, dass mit der Visualisierung sehr gute Heilungsergebnisse erreicht werden können. Als Beleg soll folgendes Beispiel dienen. Heilung von Krebs durch Visualisierung: Garret Porter, 11 Jahre (USA), Hirntumor (Astrozytom), 1985 als unheilbar = therapieresistent erklärt, 1985/1986 Visualisierung. Anleitung durch die Psychologin Dr. Patricia Noris. Täglich 2x Visualisierung.

Aufgabe: Visualisieren mit der Vorstellung, dass die Polizisten des Körpers (weiße Blutkörperchen, natürliche Killerzellen) Krebszellen fressen. Der Gesundheitszustand von Garret verbesserte sich von Tag zu Tag.

Computertomografiebefund nach einem Jahr: Tumor völlig zurückgebildet. Heute ist Garret ein gesunder junger Mann.

[Quelle: P. Noris, G. Porter 1987: Chose Life (Ich wählte das Leben).]

Die Pioniere der Einführung der Visualisierung in die Krebstherapie sind Carl Simonton, Stephanie Matthes Simonton und James Creighton [Simonton et al. 1994].

Dr. O. Carl Simonton ist Onkologe und Spezialist für Strahlentherapie. Nachdem er jahrelang die medizinische Leitung des Krebsberatungs- und Forschungszentrums in Fort Worth (Texas) innehatte, gründete er sein eigenes Krebszentrum in Kalifornien.

Die Psychologin Stephanie Matthews Simonton leitet die Beratungsstelle des Krebsberatungs- und Forschungszentrums in Fort Worth (Texas).

James Creighton hat als Berater und Betreuer von Krebskranken viele Jahre mit den Simontons zusammengearbeitet.

Es sollen Ergebnisse angeführt werden, die Simonton et al. [1994] in ihrem Buch nach dem Stand von 1978 angeführt haben. In den vergangenen vier Jahren (von 1978) wurden 159 Patienten mit unheilbaren Tumoren behandelt, davon lebten zu dem Berichtstermin noch 63. Die Überlebensdauer seit der Diagnose betrug im Mittelwert 24,4 Monate. Die überlebenden Patienten lebten zu dem Berichtszeitpunkt doppelt so lange wie die ausschließlich schulmedizinisch behandelten und die während der Studie verstorbenen Patienten lebten 1 ½ Mal länger.

Von den 63 Patienten wiesen zum Berichtszeitpunkt die einzelnen folgende Befunde aus:

| | |
|---|---|
| keine Krankheitszeiten | 14 = 22,2% |
| Tumorrückbildung | 12 = 19,1% |
| Zustand gleich bleibend | 17 = 27,1% |
| erneutes Wachstum (Rückfall) | 20 = 31,8% |

Das alles waren Patienten, die von der Schulmedizin als unheilbar erklärt worden waren bzw. als therapieresistent eingestuft worden sind. **51 % der Patienten wiesen die gleiche Lebensqualität aus, wie vor der Erkrankung. Die Lebensqualität ist ein wichtiger Faktor für Patienten mit Tumorerkrankungen.**

Nachfolgend sollen Sie noch ein Fallbeispiel erfahren. Während eines Gesundheitsseminars in der Buchinger Klinik Überlingen hatte ich über die Visualisierung gesprochen und damals (1998) ein Tonband mit dem Visualisierungstext vorgespielt. Nach dem Seminar kam eine Frau von 45 Jahren zu mir und sagte, dass sie Brustkrebs hätte, die Chemotherapie zu belastend sei und sie es mit der Visualisierung versuchen wollte. Sie bat um das Tonband, dass ich ihr mit entsprechenden Erklärungen schenkte. Obgleich ich gebeten hatte, sie sollte sich öfters melden, erhielt ich keine Nachricht von ihr.

Als ich ein Jahr später wieder in der Buchinger Klinik Gesundheitsseminare durchführte, kam plötzlich eine Frau auf mich zu, umarmte mich, küsste mich und dankte von ganzem Herzen für die Visualisierung, durch die sie krebsfrei geworden war.

## Anleitung zur Visualisierung

Schauen Sie sich bitte das Bild der aufgehenden Sonne an, das ist Ihr Symbol, Ihre Zuversicht. So wie die Sonne kräftig und strahlend aufgeht, so werden Sie Ihre Gesundheit erreichen.

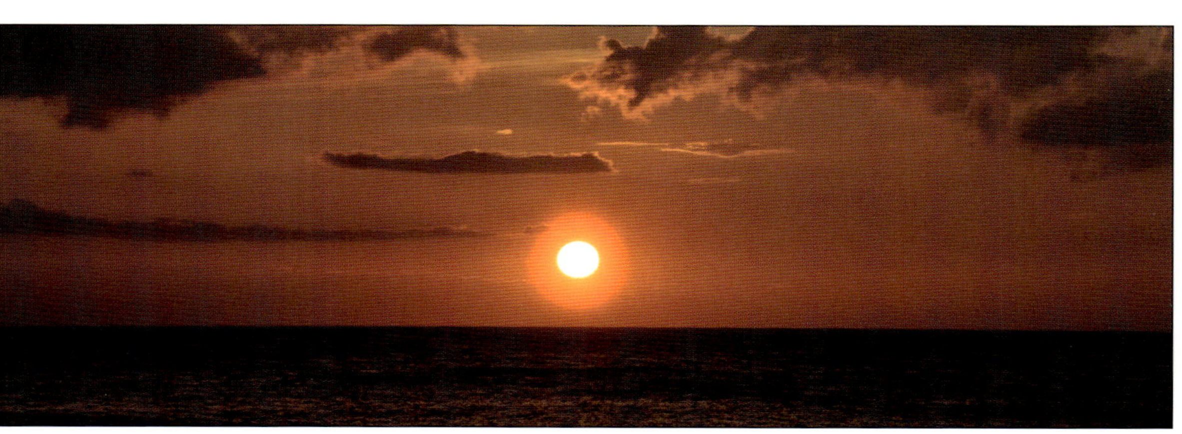

**Abbildung 49:** Obgleich dunkle Wolken am Himmel stehen, setzt sich die aufgehende Sonne mit ihrem Strahlenglanz durch. Ein Symbol für Tumorkranke.

- Sie haben sich alle Voraussetzungen geschaffen, um die Visualisierung ungestört durchzuführen. Sie haben das Telefon abgeschaltet, Familie oder Kollegen akzeptieren Ihre „heilige Zeit" der schöpferischen Visualisierung. Sie haben eine dieser Übung angepasste Sitzgelegenheit vorbereitet. Ihre Kleidung sitzt locker und drückt nicht. Der Bauch ist nicht überfüllt. Sie können locker atmen.
- Setzen Sie sich bitte bequem in einen Sessel oder auf einen bequemen Stuhl. Überprüfen Sie bitte, dass Sie nicht verspannt sind, sondern Arm-, Rumpf- und Beinmuskeln sich im lockeren Zustand befinden.

Heben Sie bitte die Arme und lassen Sie diese locker fahren. Das Gleiche tun Sie bitte auch mit den Beinen und danach mit dem Kopf.

Schließen Sie bitte die Augen und versuchen Sie mitteltief zu atmen. Verwenden Sie bitte die verbundene Atmung. Die Dauer des Ausatmens soll dabei immer länger sein als das Einatmen.

Jetzt beginnen Sie: langsam mitteltief einzuatmen und langsam mitteltief auszuatmen.

Zur Kontrolle können Sie beim Einatmen gedanklich von 1-6 zählen und beim Ausatmen von 1-7.

Üben Sie bitte.

Einatmen und zählen: 1, 2, 3, 4, 5, 6;
Ausatmen und zählen: 1, 2, 3, 4, 5, 6, 7;
Einatmen und zählen: 1, 2, 3, 4, 5, 6;
Ausatmen und zählen: 1, 2, 3, 4, 5, 6, 7;
und so weiter; drei Minuten lang.

Wichtig ist des Weiteren, dass Sie sich den Rhythmus des Ein-und Ausatmens durch gedankliches Mitschwingen fest einprägen. Fliegen Sie bitte niemals mit den Gedanken weg, sondern konzentrieren Sie sich voll auf das rhythmische Ein-und Ausatmen. Wenn Sie das richtig und gut beherrschen, werden Sie bald innerer Harmonie und Inneres Wohlbefinden durch das Mitschwingen verspüren.

Alternativen:

Das Wegfliegen der Gedanken können Sie auch dadurch verhindern, indem Sie sich ein zweisilbiges Wort mit positiver Bedeutung wählen und beim Einatmen die erste Silbe gedanklich äußern und beim Ausatmen die zweite Silbe. Zum Beispiel:

Einatmen: Freu- Ausatmen: -de
Einatmen: Lie- Ausatmen: -be
Einatmen: Frie- Ausatmen: -den

Wenn Sie sich eine Variante gewählt haben, sollten Sie diese immer bei der Visualisierung verwenden.

- Atmen Sie nun geistig konzentriert auf den Rhythmus mit geschlossenen Augen. In diesem Rhythmus verbleiben Sie bitte 2-3 Minuten.
- Schwingen Sie sich so auf diesem Rhythmus ein, dass Ihre Gedanken, Ihre Emotionen und Ihr ganzer Körper mitschwingen. Fühlen Sie sich dabei wie auf einer Gartenschaukel oder in einer Wiege, auf der Sie in völliger Entspannung rhythmisch hin und her wiegen.
- Nun gehen Sie bitte im völlig entspannten Zustand zur weichen Atmung über. Atmen Sie bitte ganz weich durch die Nase. Ganz weich aus- und einatmen.

Verbleiben Sie in diesem Zustand ein bis zwei Minuten.

- Sie sind nun ganz entspannt und die Schwingungen des Atemrhythmus erfüllen Sie mit Wärme, innerer Harmonie, Glück und Wohlbefinden.
- Sie sind voller innerer Freude und Glück. Erinnern Sie sich bitte an glückliche Stunden in Ihrem Leben. Rufen Sie die glücklichen Stunden ins Gedächtnis und verharren Sie in diesem Glück und Wohlsein. Überprüfen Sie bitte, welche Gedanken und Gefühle Sie mit dem Wort Glück verbinden können.

Verbleiben Sie ein bis zwei Minuten in diesem Zustand.

- Nun stellen Sie sich die Sonne als Wärme- und Energiespender für Ihren Geist, Körper und für Ihre Seele vor. Mit jedem Atemzug werden Ihnen über die gleißenden Sonnenstrahlen Wohlbefinden und Energie zugeführt. Sie baden regelrecht in den gleißenden Energie spendenden Sonnenstrahlen. Sie sind darüber voller Lebensfreude und Lebensglück.

Verbleiben Sie ein bis zwei Minuten in diesem Zustand.

- In Ihrer gesamten Vorstellungskraft erleben Sie, wie die gleißenden Sonnenstrahlen in ihren Körper und in jedes Organ Lebensenergie, Wärme, positive Emotionen, also Freude, Glück, Zufriedenheit, Wohlbefinden hineinbringen.

Verbleiben Sie ein bis zwei Minuten in diesem Zustand.

- Baden Sie dabei in Ihren vielen positiven Emotionen, im Glück, im Wohlbefinden, in einem völlig entspannten Zustand. Verweilen Sie 1 bis 2 Minuten in diesem Zustand und prägen Sie sich dieses Erleben von Glück, Lebensenergie, Wärme, Freude, Zufriedenheit und Wohlbefinden, welches Ihnen die gleißenden, Energie spendenden Sonnenstrahlen spenden, tief in Ihr Gedächtnis ein.

Halten Sie an diesem Zustand fest und prägen Sie sich diesen mit der positiven Emotion und intensiver Vorstellungskraft ein.

- Jetzt sind Ihr Gehirn und Ihre Gedanken nur von positiven Gefühlen angefüllt. Sie sind optimistisch und sind sich der Kraft Ihres Immunsystems, Ihrer Selbstheilungskräfte bewusst. Sie sind völlig entspannt.

**Abbildung 50:** Krebszelle S-180; Vernichtung durch NK-Zellen

[Servan-Schreiber 2008]

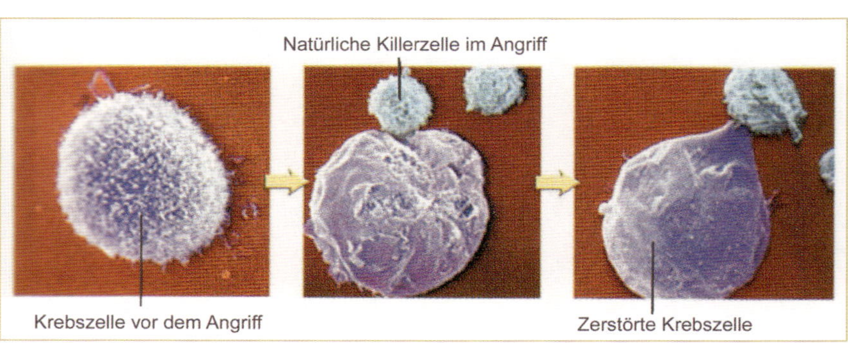

- Mobilisieren Sie nun die Kämpfer Ihres Immunsystems, Ihre starken, kräftigen, flexiblen Naturkillerzellen. Führen Sie die Naturkillerzellen gegen die Krebszellen, die noch in Ihrem Körper sein können. Stellen Sie sich noch einmal Ihr gesamtes starkes Immunsystem vor, welches durch die positiven Emotionen unermesslich stark geworden ist und schon viele Krebszellen getötet hat. Stellen Sie sich die vielen kräftigen, gewandten, flexiblen, erfahrenen Naturkillerzellen vor, über die Ihr Immunsystem verfügt. Formieren Sie diese Naturkillerzellen nun gegen die eigentlich schwachen Krebszellen. Die Krebszellen sind unreife Zellen, quasi ungezügelte aber schwache Teenagerzellen. Sie sind aber den Naturkillerzellen Ihres starken Immunsystems weit unterlegen.

Verbleiben Sie zwei Minuten in diesem Zustand.

- Als ein starker, optimistischer, kluger Mensch, führen Sie nun Ihre starken Naturkillerzellen in den Kampf gegen die schwachen, unreifen Teenagerzellen. Sie kennen die Schwächen der Teenagerzellen, nämlich deren Unreife und Unerfahrenheit. Sie kennen die Stärke Ihrer Nervenzellen, die angefüllt sind mit allen notwendigen Mineralien, die Lebensenergie geben. Die Überlegenheit Ihres Immunsystems mit den starken Naturkillerzellen liegt klar auf der Hand. Sie können optimistisch in den Kampf gehen. Stellen Sie sich diese Überlegenheit bildlich vor. **Denken Sie daran, dass jeder gesunde Mensch im Laufe seines Lebens mit seinem Immunsystem, speziell mit den Naturkillerzellen, krebsige Zellen zu Tausenden vernichtet. Diese Aufgabe verrichten die Naturkillerzellen.**
- Aktivieren Sie mit Ihren Gedanken die Naturkillerzellen gegen die Krebszellen.

Verbleiben Sie ein bis zwei Minuten in diesem Zustand.

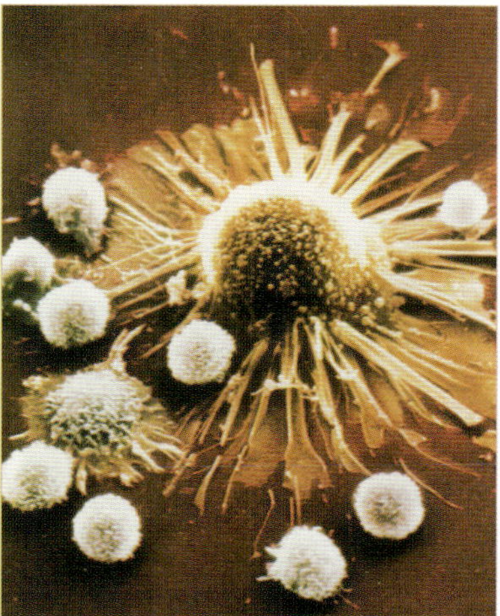

**Abbildung 51:**
NK-Zellen bekämpfen eine Krebszelle
[Servan-Schreiber 2006]

- Jetzt mobilisieren Sie das große Heer Ihrer Naturkillerzellen und führen Sie dieses Heer geschlossen gegen alle Krebszellen. Stellen Sie sich bildhaft vor, wie die weißen Blutkörperchen gegen die unreifen Schwächlinge den Kampf aufnehmen und einen nach dem anderen vernichten. Stellen Sie sich vor, wie die unreifen, noch unerfahrenen und dümmlichen Krebszellen, den hochintelligenten, kampferfahrenen Naturkillerzellen weichen, wie eine Krebszelle nach der anderen vernichtet wird. Genießen Sie Ihre Stärke, Ihre Überlegenheit in optimistischer Stimmung. Selbstbewusst sind Sie sich Ihres Sieges sicher. Stellen Sie sich bildlich vor, wie sich Ihre weißen Blutkörperchen in jeden Bereich Ihres Körpers begeben und die Krebszellen vernichten.

Verbleiben Sie ein bis zwei Minuten in diesem Zustand.

- Stellen Sie sich vor, wie alle Körperregionen und die gesamte Blutbahn von den ungezügelten schwachen Teenagerzellen durch die Naturkillerzellen gesäubert werden. Stellen Sie sich vor, wie die Naturkillerzellen mit ihrer Angriffslust, Aktivität, Gewandtheit und überlegender Kraft die Krebszellen vernichten. Alle vernichteten Krebszellen werden aus dem Körper über Urin und Stuhl ausgeschieden. Stellen Sie sich vor, wie die Naturkillerzellen die toten Krebszellen in die Nieren tragen und via Harnleiter in die Blase und von dort über die Harnröhre nach außen bringen. Stellen Sie sich vor, wie Nieren und Blase eine Krebszelle nach der anderen ausspülen. Fühlen Sie, wie es immer weniger Krebszellen werden, immer weniger, immer weniger.

Verbleiben Sie ein bis zwei Minuten in diesem Zustand.

- Nun erleben Sie mit Ihrer Vorstellungskraft, wie die gleißende Sonnenenergie als gleißende Strahlen in die Zellen eindringt und diese Zellen mit Glückshormonen, immunstärkenden und Energie spendenden Neurotransmittern aus Ihrer körpereigenen Apotheke anfüllen.
- Erleben Sie dieses Anfüllen Ihres ganzen Körpers mit positiven Emotionen. Fühlen Sie Freude, Glück, Frieden, Zufriedenheit, Wohlbefinden und innere Harmonie.

Verbleiben Sie ein bis zwei Minuten in diesem Zustand.

- Genießen Sie bitte dieses Fließen von positiven Emotionen und Lebensenergie, die Ihnen durch die gleißenden Sonnenstrahlen zugeführt werden. Schwimmen Sie bitte im Rhythmus der Atmung im Meer der positiven Emotionen und der unermesslichen Lebensenergie. Nehmen Sie bewusst eine Welle nach der anderen von der neuen Lebensenergie und den positiven Emotionen wahr, die bei jedem Atemzug einströmen. Erleben und genießen Sie Freude, Glück und Wohlbefinden, die jede Welle der gleißenden Sonnenstrahlen als Lebensenergie und positive Emotionen in Ihren Körper einfließen lässt. Fühlen Sie diese sanften Wellen der Lebensenergie, der Freude, des Glücks und des Wohlbehagens.

Verbleiben Sie ein bis zwei Minuten in diesem Zustand.

- Nach Belieben können Sie den Sonnenball mit Ihrer Vorstellungskraft vergrößern und die Zahl der von ihm ausgehenden gleißenden Energiestrahlen erhöhen. Sie fühlen sich dabei lebensfroh, energiegeladen, glücklich und voller innerer Harmonie.

Verbleiben Sie ein bis zwei Minuten in diesem Zustand.

- Genießen Sie die zuströmende Lebensenergie und das Anfüllen mit positiven Emotionen. Baden Sie im Glück, welches Ihnen die gleißenden Strahlen des Lichtes der Sonne mit jedem Atemzug zuführen.
- Prägen Sie dieses Erleben fest in Ihr Gedächtnis ein. Fühlen Sie wie Ihr ganzes Glück, Ihre Lebensfreude, Lebensenergie und Lebenskraft im Gedächtnis für immer festgehalten werden. Prägen Sie sich dieses Erlebnis sehr stark ein. Genießen Sie bitte diesen angenehmen Zustand 2 Minuten und prägen Sie diesen fest in Ihr Gedächtnis ein.
- Nun wenden Sie sich wieder Ihrer Ganzheit und Ihren eigenen positiven Gefühlen zu. Fühlen Sie sich von Ihrem Leiden befreit. Sie sind gesund. Messen Sie Ihre Gesundheit an Ihrer Leistungsfähigkeit und Ihrem Wohlbefinden. Sie arbeiten wie ein Gesunder. Sie fahren Auto wie ein Gesunder. Sie führen Gespräche wie ein Gesunder.

Verbleiben Sie ein bis zwei Minuten in diesem Zustand. Jetzt öffnen Sie langsam die Augen. Merken Sie, wie Sie sich verändert haben, wie Sie ein ganz anderer Mensch geworden sind als Sie es zuvor waren?
Mit gestärkter Lebenskraft, mit positiven Emotionen, locker, entspannt und gelassen wenden Sie sich nun mit hohem Selbstbewusstsein dem Alltagsleben zu. Wünschen Sie sich einen schönen, erfolgreichen, sonnigen, frohen und harmonievollen Tag, an dem Sie mit Gelassenheit und Überlegenheit allen Schwierigkeiten trotzen und sprechen Sie laut:

Ich bin gesund!
Ich bin glücklich!
Ich bin stark!
Ich bin jung!
Ich bin schön!

Wiederholen Sie diese Visualisierung mehrmals täglich. Sie gehört als Element der Psychohygiene zu Ihrem Leben.

Zum besseren Verständnis möchte ich Ihnen noch Wissen vermitteln, wie die Simontons [1994] praktisch gearbeitet haben.

Dies möchte ich mit Bezug auf das Buch „Wieder gesund werden“ kurz skizzieren, wobei ich mir gestatte, Ergänzungen aufgrund meiner eigenen Erfahrungen einzufügen. Um erfolgreich mit der Visualisierung zu sein, um gesund zu werden, sind folgende entscheidende Aspekte zu berücksichtigen:

- aktive Mitwirkung des Patienten
- keine Unterbrechung des Therapieprogramms
- in meinem Buch „Anregungen zu neuem Denken in der Krebsphilosophie und Krebstherapie“ einige Kapitel lesen, um die Überzeugung zu erlangen, dass Wechselbeziehungen zwischen Körper, Geist und Emotionen als Naturgesetzmäßigkeit bestehen und dass man mit der Steuerung der Emotionen und des rhythmischen Atmens natürliche Killerzellen stimulieren kann, indem man bestimmte Neurotransmitter freisetzt
- von Freunden, Psychologen und Ärzten seelische Unterstützung geben lassen
- Tagebuch führen oder/und Visualisierungserlebnisse (Bildvorstellungen) aufzeichnen
- täglich mindestens 60 Minuten in frischer Luft spazieren gehen, wandern u.a.

| | |
|---|---|
| 1. Woche | Lesen des Buchs von Simonton et al. [1994] und weiterer Bücher.<br>Beginnen Sie mit den Übungen des richtigen rhythmischen kontrollierten meditativen Atmens. Erste Übungen des Visualisierens 3 x nach dem vorstehenden Text, täglich 20 Minuten oder 2 x 30 Minuten. |

| | |
|---|---|
| 2. Woche | Die in den vorstehenden Texten angeführten Teilelemente der Visualisierung lesen, einprägen, verinnerlichen und üben, vor allem das richtige Atmen.<br>• Gleichzeitig ergründen Sie welche Stressfaktoren oder andere psychischen Belastungen oder Psychotraumata bei Ihrer Erkrankung eine Rolle gespielt haben können. Überprüfen Sie auch, wie es mit Ihrer Krebsangst steht.<br>• Täglich 60 Minuten Bewegung, möglichst in frischer Luft. |

| | |
|---|---|
| 3. Woche | Weiterhin mit Verinnerlichung des vorstehenden Textes die Überzeugung und den Glauben stärken. 2 x 30 Minuten oder 3 x 20 Minuten Visualisieren und Benutzung dieser Texte.<br>Weiteres Bewegungstraining, täglich eine Stunde, natürlich dem körperlichen Zustand angemessen. Nehmen Sie weiter psychische Führung in Anspruch und besprechen Sie Ihre Ergebnisse, z.B. anhand von Aufzeichnungen der Visualisierung mit Menschen, die von der Visualisierung etwas verstehen und zu denen Sie Vertrauen haben.<br>Beenden Sie jede Visualisierung sprechend mit den Worten: „Ich werde (bin) gesund, ich bin glücklich, ich bin stark, ich bin jung, ich bin schön“. |

## 4. Woche

Weitere Durchführung der Visualisierung in der Reihenfolge wie im Text angeführt. Achten Sie besonders auf ihren Atemrhythmus und darauf, dass Sie nie mit den Gedanken woanders hin „fliegen". 2 x 30 Minuten oder 3 x 20 Minuten täglich visualisieren. Weitere Verinnerlichung aller mit der Visualisierung zusammenhängenden Prozesse.
Orientierung auf positive Emotionen. Versuchen Sie soziale Beziehungen aufzubauen und sich einer Gruppe anzuschließen. Verstärken Sie Ihre Zukunftsorientierung. Schließen Sie jede Visualisierung ab, indem Sie laut sprechen: „Ich werde (bin) gesund, ich bin glücklich, ich bin stark, ich bin jung, ich bin schön". Bewegen Sie sich täglich eine Stunde.

## 5. Woche

Weiterführung und Intensivierung der Visualisierung, 2 x 30 Minuten oder 3 x 20 Minuten täglich, unter besonders starker Berücksichtigung des rhythmisch kontrollierten meditativen Atmens. Bemühen Sie sich den Atemrhythmus intensiv wahrzunehmen, so dass Ihre Gedanken rhythmisch mitschwingen, als wären Sie auf einer Schaukel.
Überprüfen Sie Ihre Konzentrationsfähigkeit während der Visualisierung. Sie sollten jetzt schon so intensiv verinnerlicht sein, dass Sie mit hoher Konzentration visualisieren.
Bewegen Sie sich weiter täglich eine Stunde. Besprechen Sie weiter Ihre Ergebnisse, z.B. anhand Ihrer Aufzeichnungen, mit Familienangehörigen und Freunden. Orientieren Sie sich weiter auf die Zukunft und setzen Sie sich Ziele für den kommenden Zeitraum, z.B. was Sie in drei Wochen, sechs Wochen, drei Monaten, sechs Monaten und in einem Jahr erreichen und tun wollen.
Schließen Sie jede Visualisierung ab, indem Sie laut sprechen: „Ich werde (bin) gesund, ich bin glücklich, ich bin stark, ich bin jung, ich bin schön".

# 6. Woche

Weiterführung der Visualisierung 2 x 30 Minuten oder 3 x 20 Minuten täglich.

- Überprüfen Sie die Verinnerlichung des gesamten Visualisierungskomplexes.
- Überprüfen Sie das rhythmische gedankliche Mitschwingen der Atmung.
- Überprüfen Sie die Konzentrationsfähigkeit während der Visualisierung.

Weiterführung der Bewegung täglich 60 Minuten.

Beraten Sie die Ergebnisse über Ihre Visualisierung, z.B. anhand Ihrer Protokolle oder Aufzeichnungen und lassen Sie sich weitere Ratschläge für die weitere Zukunft zur Realisierung der Visualisierung geben.

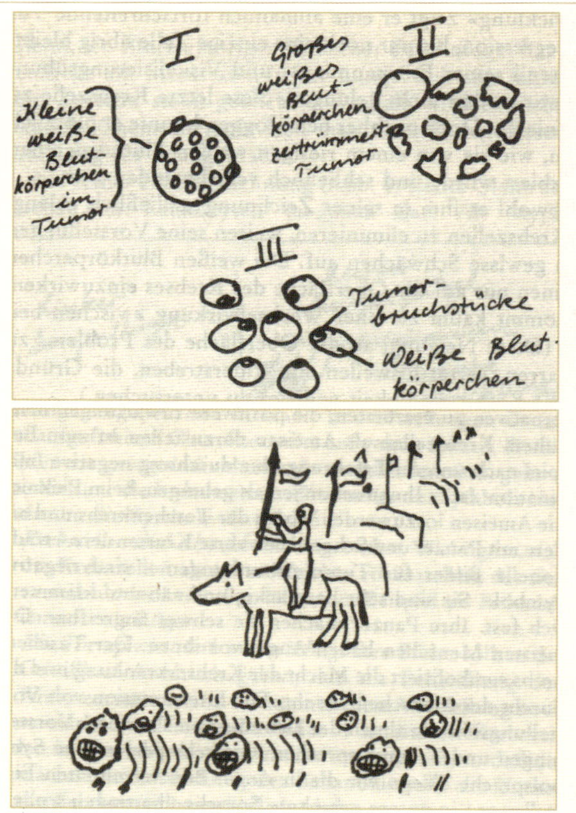


**Abbildung 52:** Glenn, 50 Jahre, Psychologe. Nierenkrebs, Lungenmetastasen. Chemotheraphie ohne Erfolg. Visualisierung, 6 Wochen: Tumor wird durch Eindringen von weißen Blutkörperchen (= NK) Zellen zur Explosion gebracht und die Bruchstücke von weißen Blutkörperchen gefressen. Guter Allgemeinzustand.

[Simonton et al. 1994]

**Abbildung 53:** John, 42 Jahre, Wissenschaftler, Darmtumor. Chemotherapie ohne Erfolg. Visualisierung: Weiße Ritter (weiße Blutkörperchen) gegen Krebszellen: Heilungsprozess schwankend. Das drückt sich in den gemalten Bildern aus: guter Zustand große Pferde; schlechter Zustand kleine Pferde.

[Simonton et al. 1994]

Beenden Sie jede Visualisierung mit den Worten: „Ich werde (bin) gesund, ich bin glücklich, ich bin stark, ich bin jung, ich bin schön" und verinnerlichen Sie diese Worte. Stecken Sie sich weitere Ziele.

Von der 6. Woche an sollten Sie erreicht haben, die Visualisierung in Ihr Lebensprogramm eingebaut zu haben. Bleiben Sie weiter mit Beratern in Kontakt, besprechen Sie mit ihnen die Ergebnisse Ihrer Visualisierung und lassen Sie Ihre Befunde kontrollieren.

Um eine Anleitung zu geben, wie man seine Visualisierung aufzeichnen kann, also bildlich darstellt, führe ich nachfolgend aus dem Buch von Simonton et al. [1994] einige von Patienten gezeichnete Vorstellungsbilder an. Nach der Analyse von vielen Aufzeichnungen der Visualisierenden Krebskranken kamen Simonton et al. [1994] auf Grund der Wesenszüge der Bildvorstellungen zu folgenden Einschätzungen:

- Krebszellen sind schwach und untergeordnet.
- Weiße Blutkörperchen bilden ein riesiges Heer, das die Krebszellen überwältigt.
- Weiße Blutkörperchen sind angriffslustig und kampffreudig gegen die Krebszellen.
- Weiße Blutkörperchen können Krebszellen schnell aufspüren und unschädlich machen.
- Der Sieg der weißen Blutkörperchen über die Krebszellen ist ohne jeden Zweifel.
- Abgestorbene Krebszellen werden auf normalen und natürlichen Wegen aus dem Körper befördert.
- Körperzellen erleiden keinen Schaden.
- Nach Beendigung der Visualisierung fühlen sich die Patienten von Krebszellen befreit und gesund.
- Die Patienten sehen sich selbst als Menschen, die ihre Ziele bei der Krebstherapie erreicht haben.
- Mit der Visualisierung wurde der Sinn des Lebens erkannt und diesem ein neuer Inhalt gegeben

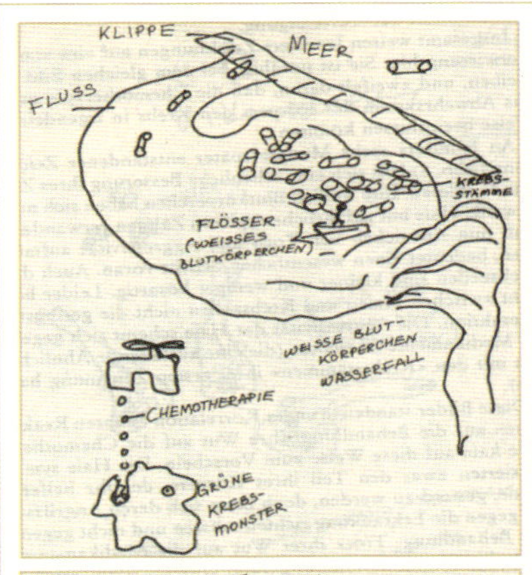


**Abbildung 55:** Jenifer 30 Jahre, Eierstocktumor. Chemotherapie ohne Erfolg. Visualisierung: 2. Sitzung: Krebszellen als Stämme, die in einem Fluss Stau bewirken. Wasserfall (weiße Blutkörperchen) beseitigt Stau. Links unten: geringe Wirkung der Chemotheraphie (nach 1. Tag der Visualisierung). [Simonton et al. 1994]

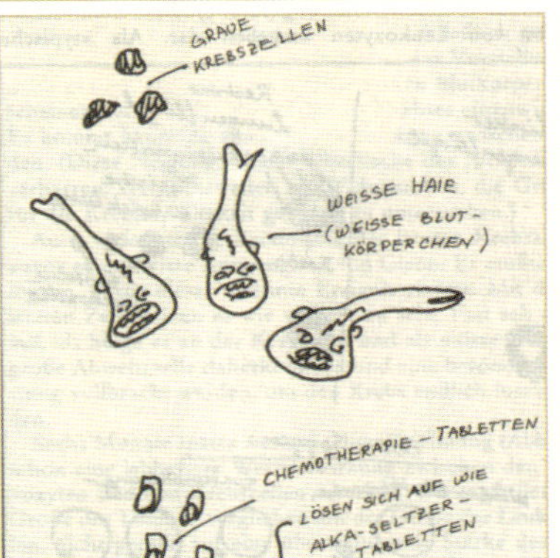


**Abbildung 54:** Jenifer, 30 Jahre, Eierstocktumor. Chemotherapie ohne Erfolg. 6 Wochen nach Visualisierung. Weiße Haie (weiße Blutkörperchen) haben fast alle Krebszellen gefressen. Nun richten sich weiße Haie gegen die Chemotherapie (Tabletten). [Simonton et al. 1994]

# 7. Visualisierung zum Schlankwerden bei Adipositas (Fettleibigkeit)

## Vorbemerkung

Die Fettleibigkeit ist in den Industrieländern weit verbreitet. In Deutschland sollen im Jahr 2011 ca. 75 % der Männer und 50 % der Frauen zu dick sein. Die Tendenz ist steigend und erfasst bereits das Kindesalter. Als Ursachen werden viele angegeben. Genauso werden viele Therapien angeboten. Der steigenden Anzahl der „Dicken" in unserem Lande konnte bisher noch nicht Einhalt geboten werden.

Die vielen Diäten, die angeboten werden, sind kritisch zu bewerten. Häufig zeigt sich dabei der Jo-Jo-Effekt, nach dem Prinzip: Abnehmen – zunehmen – abnehmen – zunehmen. Das ist gesundheitsschädlich.

Wohl das Effektivste was ich bisher kennen gelernt habe, ist das ärztlich angeleitete Heilfasten nach Dr. Otto Buchinger, Bad Pyrmont. Dr. Buchinger ließ aber nicht nur fasten (2-4 Wochen), sondern er ließ die Fastenden wandern, schwimmen und saunabaden. Er legte aber auch großen Wert darauf, dass richtig geatmet wurde und forderte die „Hygiene des inneren Menschen" im Sinne einer Geist-Seele-Organismus-Einheit. Die Psyche bezeichnete er als das organisierende Prinzip des Körpers. Er legte großen Wert darauf, dass beim Fasten das Bewusstsein eine dominierende Rolle spielt.

So hatte er unter anderem folgendes Prinzip, um das Bewusstsein seiner fastenden Patienten zu stimulieren. Jede Woche einmal (nach der Gewichtskontrolle) bekam der Patient bei der täglich im Programm stehenden Wanderung das abgenommene Gewicht in Form von Ziegelsteinen in einem Rucksack, den er beim Wandern tragen musste. Damit wurde den Patienten klar, welche Last er mit seinen Fettpolstern mit sich herumgetragen hatte und wie leicht es sich wandern lässt, wenn dieses Fettpolster weg ist. Das Buchinger'sche Prinzip der Seele als organische Funktion des Körpers scheint sich gegenwärtig als effektive Therapie immer mehr durchzusetzen.

In den letzten Jahren wird immer mehr auf neuropsychische Funktionen hingewiesen, die bei der Gewichtszunahme eine Rolle spielen sollen, zum Beispiel Stress (Kummerspeck), Esssucht, Verhaltensstörungen, veränderte Gehirnfunktionen infolge der modernen Lebensweise. Deshalb gelangten in den letzten Jahrzehnten zunehmend mehr psychotherapeutische, verhaltenstherapeutische, familientherapeutische, suchttherapeutische und dysstresstherapeutische Therapien in den Vordergrund.

Fettleibigkeit wird als eine Erkrankung betrachtet. Zumindest ist sie eine Basis für Diabetes mellitus, hohen Blutdruck, Entzündungen, Krebserkrankungen, Alzheimer, Demenz und andere.

Es wurde aber auch festgestellt, dass Bewegungsarmut, passive Freizeitgestaltung, falscher Ernährung, Softdrinkmissbrauch, unregelmäßige Essgewohnheiten, üppiger Abendmahlzeiten, schlechter Schlaf die Fettleibigkeit fördern. Nebenwirkungen von Medikamenten können auch „Dickmacher" sein, zum Beispiel Insulin, Cortison, die Pille, Antidepressiva, Neuroleptika, Betablocker, Viagra. In diesen Fällen müssen als erstes die Ursachen erkannt und beseitigt werden. Auch Fleisch von Tieren, die mit Antibiotika gefüttert werden, vermag die Adipositas zu fördern. Schlussfolgerung: wenig Fleisch! Kaffee verhindert das Abnehmen. Verzichten Sie bitte auf dieses Getränk.

Wenn all diese Ursachen der Fettleibigkeit ausgeschlossen wurden, kann man mit der Visualisierung an das Problem herangehen. Es ist anzustreben, die Visualisierung als eines von mehreren therapeutischen Mitteln im Sinne von Dr. Otto Buchinger anzuwenden und zwar nach dem Motto des römischen Dichters Seneca: „Gesundheit beginnt im Kopf".

Es empfiehlt sich, gleichzeitig mit der Visualisierung täglich ein bis zwei Stunden zu wandern (Nordic Walking), die Portionen der Mahlzeiten klein zu halten, möglichst Gemüse und Rohkost zu wählen, die Abendmahlzeit auszublenden, viel Wasser zu trinken und die Mineralienversorgung zu sichern, zum Beispiel mit Naturzeolith.

Um das alles zu realisieren, benötigen Sie Selbstbeherrschung, Willensstärke und Disziplin. All das muss Ihnen aber auch Freude machen.

Dann ist noch das Atmen wichtig. Atmen ist wichtiger als Essen. Zuerst atmet das geborene Kind, dann lernt es zu trinken und danach zu essen. Diese Reihenfolge sollte man im Leben als Wichtung möglichst beibehalten. Leider atmen heute viele Menschen zu oberflächlich und zu schnell. Das kann zu Stoffwechselstörungen führen. Schließlich ist es wichtig, den Dysstress zu reduzieren bzw. Stressorenwirkungen mit größerer Gelassenheit zu begegnen. Daraus ergibt sich auch ein besserer Schlaf.

Die Regelmäßigkeit ist ebenfalls zur Gewährleistung der Selbstbeherrschung sehr wichtig. Hängen Sie sich in die Küche, in den Speiseraum oder an den Arbeitsplatz ein Ampelbild wie das folgende Beispiel und handeln Sie danach.

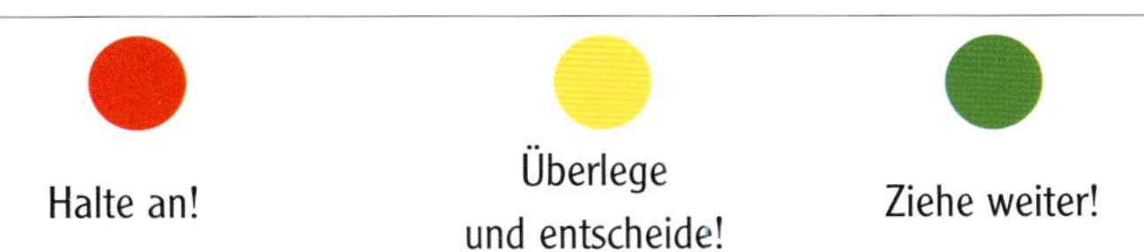

Sie können die Ampel auch bei jedem Versuch etwas essen zu wollen visualisieren. Wenn Sie Essen sehen oder danach greifen möchten, schalten Sie auf Rot: Halt! Danach auf Gelb und überlegen Sie, ob diese Nahrung für Sie notwendig oder nützlich ist. Nun entscheiden Sie. Wenn Sie ein willensstarker Mensch werden möchten, sagen Sie „nein". Schalten Sie dann auf Grün und gehen Sie mit einem Erfolgserlebnis stolz weiter.

Da Stress und Sucht Geschwister sein können, werden Sie wahrscheinlich unruhig und versucht sein, erneut nach etwas (vielleicht Süßem) zu suchen. Wieder schalten Sie Rot ein und begnügen sich mit einem Glas Wasser. Loben Sie sich, dass Sie willensstark waren und den inneren „Schweinehund" überwunden haben.

Danach gehen Sie an ein Fenster und atmen ruhig 10-20 Mal ein und aus und sagen sich dabei: „Richtiges Atmen ist wichtiger als das Essen". Diese Vorbereitung eines Verhaltenstrainings ist für die Realisierung der Visualisierung wichtig. Das Ampelsystem soll Sie daher immer überall (auch visualisierend) begleiten.

Erstellen Sie sich jeden Abend einen Plan, was Sie am nächsten Tag essen werden. Am Abend kontrollieren Sie, wie Sie den Plan eingehalten haben.

## Anleitung zur Visualisierung

1

Sie haben sich ausführlich mit den Faktoren, die dick machen auseinandergesetzt, alle Hemmnisse beseitigt und sich entschlossen, mit Selbstdisziplin Ihre schlanke Linie zu erreichen.

- Sie haben sich alle Voraussetzungen geschaffen, um die Visualisierung ungestört durchzuführen. Sie haben das Telefon abgeschaltet, Familie oder Kollegen akzeptieren Ihre „heilige Zeit" der schöpferischen Visualisierung. Sie haben eine dieser Übung angepasste Sitzgelegenheit vorbereitet. Ihre Kleidung sitzt locker und drückt nicht. Der Bauch ist nicht überfüllt. Sie können locker atmen.
- Setzen Sie sich bitte bequem in einen Sessel oder auf einen bequemen Stuhl. Überprüfen Sie bitte, dass Sie nicht verspannt sind, sondern Arm-, Rumpf- und Beinmuskeln sich im lockeren Zustand befinden.

Heben Sie bitte die Arme und lassen Sie diese locker fahren. Das Gleiche tun Sie bitte auch mit den Beinen und danach mit dem Kopf.

Schließen Sie bitte die Augen und versuchen Sie mitteltief zu atmen. Verwenden Sie bitte die verbundene Atmung. Die Dauer des Ausatmens soll dabei immer länger sein als das Einatmen.

Jetzt beginnen Sie: langsam mitteltief einzuatmen und langsam mitteltief auszuatmen.

Zur Kontrolle können Sie beim Einatmen gedanklich von 1-6 zählen und beim Ausatmen von 1-7. Üben Sie bitte.

Einatmen und zählen: 1, 2, 3, 4, 5, 6;
Ausatmen und zählen: 1, 2, 3, 4, 5, 6, 7;
Einatmen und zählen: 1, 2, 3, 4, 5, 6;
Ausatmen und zählen: 1, 2, 3, 4, 5, 6, 7;
und so weiter; drei Minuten lang.

2

Wichtig ist des Weiteren, dass Sie sich den Rhythmus des Ein-und Ausatmens durch gedankliches Mitschwingen fest einprägen. Fliegen Sie bitte niemals mit den Gedanken weg, sondern konzentrieren Sie sich voll auf das rhythmische Ein-und Ausatmen. Wenn Sie das richtig und gut beherrschen, werden Sie bald innerer Harmonie und Inneres Wohlbefinden durch das Mitschwingen verspüren.

Alternativen:

Das Wegfliegen der Gedanken können Sie auch dadurch verhindern, indem Sie sich ein zweisilbiges Wort mit positiver Bedeutung wählen und beim Einatmen die erste Silbe gedanklich äußern und beim Ausatmen die zweite Silbe. Zum Beispiel:

Einatmen: Freu- Ausatmen: -de

Einatmen: Lie- Ausatmen: -be

Einatmen: Frie- Ausatmen: -den

Wenn Sie sich eine Variante gewählt haben, sollten Sie diese immer bei der Visualisierung verwenden.

- Atmen Sie nun geistig konzentriert auf den Rhythmus mit geschlossenen Augen. In diesem Rhythmus verbleiben Sie bitte 2-3 Minuten.
- Schwingen Sie sich so auf diesem Rhythmus ein, dass Ihre Gedanken, Ihre Emotionen und Ihr ganzer Körper mitschwingen. Fühlen Sie sich dabei wie auf einer Gartenschaukel oder in einer Wiege, auf der Sie in völliger Entspannung rhythmisch hin und her wiegen.
- Nun gehen Sie bitte im völlig entspannten Zustand zur weichen Atmung über. Atmen Sie bitte ganz weich durch die Nase. Ganz weich aus- und einatmen.

Verbleiben Sie in diesem Zustand ein bis zwei Minuten.

3

- Sie sind nun ganz entspannt und die Schwingungen des Atemrhythmus erfüllen Sie mit Wärme, innerer Harmonie, Glück und Wohlbefinden.
- Jetzt versetzen Sie sich in den Zustand, als Sie jung und schlank waren und erinnern Sie sich, wie alle Ihre Figur bewundert haben, wie Sie sich selbst schön eingeschätzt haben. (Vor der Visualisierung suchen Sie sich ein Bild aus Ihrer schlanken Jugendzeit und schauen sich das an oder stellen das auf Ihren Arbeitstisch.) Nun bewundern Sie visualisierend Ihre Schlankheit in der Jugend, Ihre Elastizität und erfreuen sich an diesem Bild und an den damit verbundenen Erinnerungen.

Verbleiben Sie in diesem Zustand ein bis zwei Minuten.

Nun schalten Sie wieder um auf die bewusste Wahrnehmung des Atemrhythmus.

Einatmen – Ausatmen.

Fliegen Sie nicht mit den Gedanken weg, sondern fühlen Sie den schwingenden Rhythmus des Atmens.

Verweilen Sie ein bis zwei Minuten in diesem Zustand.

- Sie sind nun ganz entspannt und die Schwingungen des Atemrhythmus erfüllen Sie mit Wärme, innerer Harmonie, Glück und Wohlbefinden.
- Sie sind voller innerer Freude und Glück. Erinnern Sie sich bitte an glückliche Stunden in Ihrem Leben. Rufen Sie die glücklichen Stunden ins Gedächtnis und verharren Sie in diesem Glück und Wohlsein. Überprüfen Sie bitte, welche Gedanken und Gefühle Sie mit dem Wort Glück verbinden können und wiederholen Sie diese mehrmals.
- Nun stellen Sie sich die Sonne als Wärme- und Energiespender für Ihren Geist, Körper und für Ihre Seele vor. Mit jedem Atemzug werden Ihnen über die gleißenden Sonnenstrahlen Wohlbefinden und Energie zugeführt. Sie baden regelrecht in den gleißenden Energie spendenden Sonnenstrahlen. Die Sonnenstrahlen geben Ihnen Energie und Kraft.

Verweilen Sie ein bis zwei Minuten in diesem Zustand.

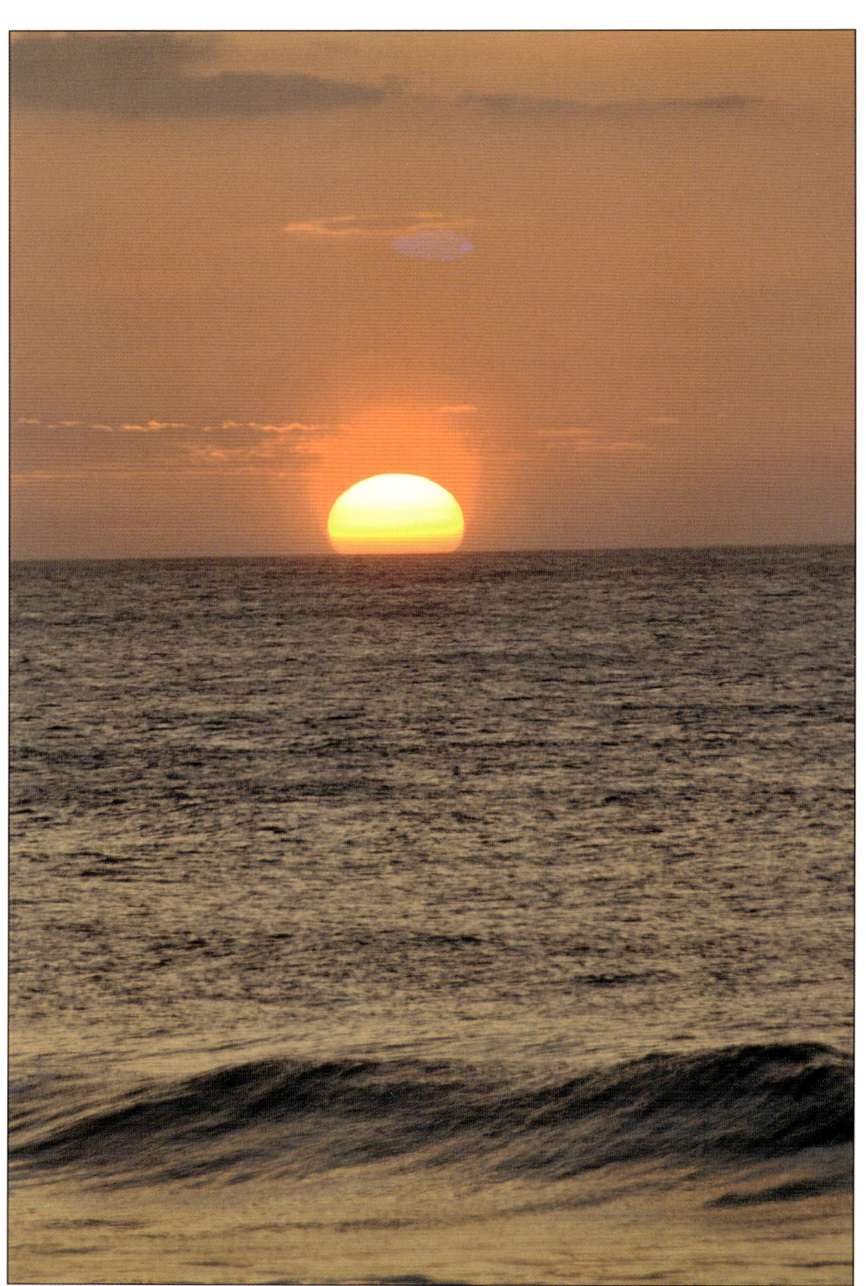

Abbildung 56:
Die Sonne bietet Energie

4

- In Ihrer gesamten Vorstellungskraft erleben Sie, wie die gleißenden Sonnenstrahlen in Ihren Körper und in jedes Organ Lebensenergie, Wärme, positive Emotionen, also Freude, Glück, Zufriedenheit, Wohlbefinden hineinbringen.

Verweilen Sie ein bis zwei Minuten in diesem Zustand.

- Erleben Sie dieses Anfüllen Ihres ganzen Körpers mit positiven Emotionen. Fühlen Sie Freude, Glück, Frieden, Zufriedenheit, Wohlbefinden und innere Harmonie.

Verweilen Sie ein bis zwei Minuten in diesem Zustand.

- Genießen Sie bitte dieses Fließen von positiven Emotionen und Lebensenergie, die Ihnen durch die gleißenden Sonnenstrahlen zugeführt werden. Schwimmen Sie bitte im Rhythmus der Atmung im Meer der positiven Emotionen und der unermesslichen Lebensenergie. Nehmen Sie bewusst eine Welle nach der anderen von der neuen Lebensenergie und der positiven Emotionen wahr, die bei jedem Atemzug einströmen. Erleben und genießen Sie Freude, Glück und Wohlbefinden, die jede Welle der gleißenden Sonnenstrahlen als Lebensenergie und positive Emotionen in Ihren Körper einfließen lässt. Fühlen Sie diese sanften Wellen der Lebensenergie, der Freude, des Glücks und des Wohlbehagens.

Verweilen Sie ein bis zwei Minuten in diesem Zustand.

- Prägen Sie dieses Erleben fest in Ihr Gedächtnis ein. Fühlen Sie wie Ihr ganzes Glück, Ihre Lebensfreude, Lebensenergie und Lebenskraft im Gedächtnis für immer festgehalten wird. Prägen Sie sich dieses Erlebnis sehr stark ein. Genießen Sie bitte diesen angenehmen Zustand 1 bis 2 Minuten und prägen Sie diesen fest in Ihr Gedächtnis ein.
- Jetzt stellen Sie sich vor, Sie stehen vor einem Buffet mit vielen leckeren Sachen.

Verweilen Sie ein bis zwei Minuten in diesem Zustand.

5

- Sofort schalten Sie auf Rot, dann auf Gelb, überlegen und entscheiden Sie und dann auf Grün. Gelassen wie ein Held (eine Heldin) verlassen Sie das verlockende Angebot.

Wiederholen Sie mehrmals diesen Vorgang visualisierend (1-2 x). Danach widmen Sie sich wieder dem bewussten, rhythmischen Atmen und verbleiben nun ca. zwei Minuten in diesem Zustand. Die Gedanken konzentrieren sich dabei nur auf den Atemrhythmus. Fühlen Sie den Rhythmus des Atmens als harmonisierend und energiestärkend.

- Als nächstes visualisieren Sie bitte, wie Sie mit einem Rucksack, der voll Ihres Übergewichts von x Kilogramm gefüllt ist, einen steilen Berg hinaufsteigen müssen. Erleben Sie die Last von x Kilogramm beim Bergsteigen.

Wiederholen Sie diesen Vorgang noch einmal.

- Nun visualisieren Sie bitte, wie Sie den Rucksack abgeworfen haben und leichtfüßig den Berg besteigen. Wiederholen Sie bitte visualisierend, wie Sie leichtfüßig die Spitze des Berges ohne die Last erreichen. Fühlen Sie sich nun glücklich, dieses Ziel erreicht zu haben. Sind Sie stolz auf sich, dass Sie erreicht haben, ohne Last durchs Leben zu gehen und wie Sie leichtfüßig jeden hohen Berg erreichen.

Nun öffnen Sie die Augen und sprechen laut:
Das Atmen ist wichtiger als das Essen!

Ich bin schlank wie einst!
Ich bin gesund!
Ich bin glücklich!
Ich bin willensstark!
Ich bin so jung wie früher!
Ich bin schöner denn je!

Verspüren Sie, wie Sie sich geändert haben. Sie sind ein anderer Mensch geworden.
Nehmen Sie danach Ihre geplante Tätigkeit auf.

Vergessen Sie nicht, bei jeder möglichen Verführung die Ampel zu visualisieren. Denken Sie öfters an den Rucksack mit Ihrem Übergewicht, mit dem Sie den steilen Berg besteigen müssen und an die Leichtfüßigkeit, wenn die Last des Rucksacks wegfällt.

Die Waage lässt sich nicht austricksen und erst recht nicht, wenn Sie eine sprechende Waage haben, wie es folgende Anekdote demonstriert:

Eine Schlanke Dame: „Oh lala – Idealgewicht".

Ein muskulöser Herr: „Super, Sportnatur".

Eine vollschlanke Dame: „Die Kapazitätsgrenze ist erreicht".

Eine fettleibige Dame: „Die zweite bitte runter, die zweite bitte runter".

Ein dicker, bierbäuchiger Herr: „Für Gruppenwiegen nicht geeignet, für Gruppenwiegen nicht geeignet".

**Abbildung 57:** Die Waage lässt sich nicht austricksen

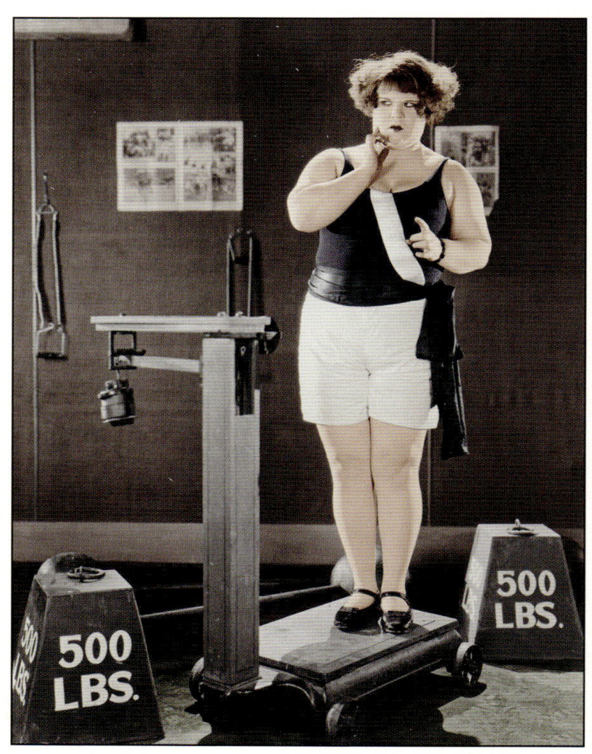

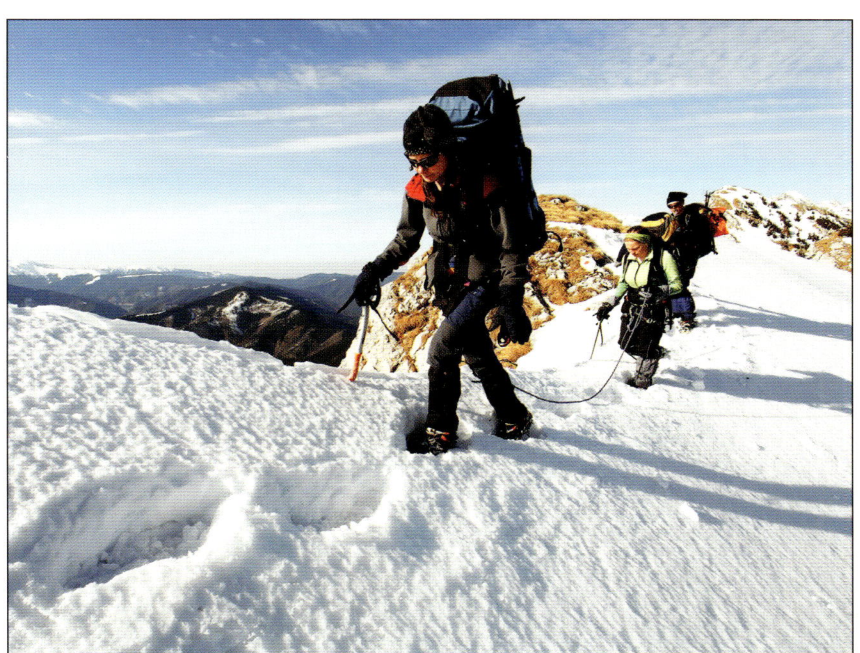

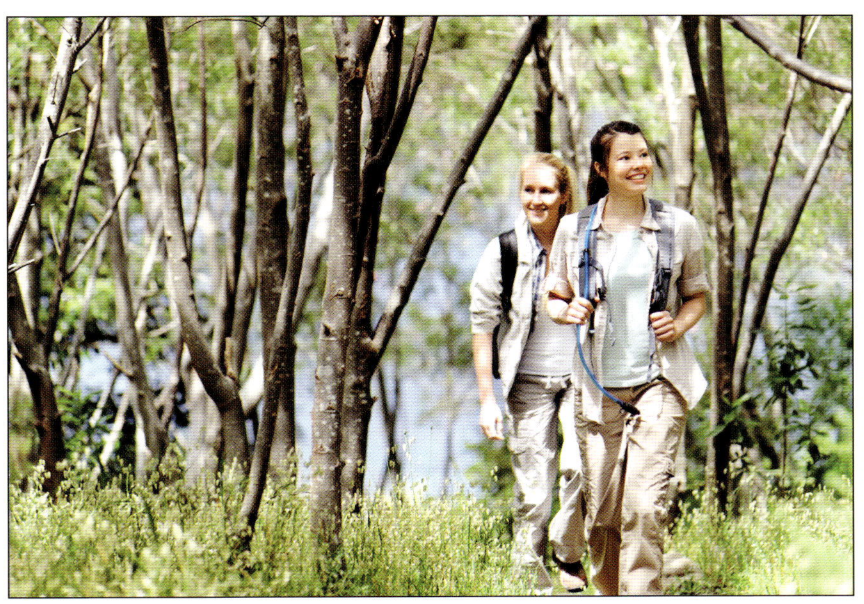

**Abbildung 58:**
Es macht einen Unterschied, ob man schwer beladen den Berg erklimmt oder mit nur leichtem Gepäck
(Shutterstock)

## 8. Visualisierung in Beziehung zu einem guten Schlaf, Schlafstörungen, besonders zum Einschlafen und zum Wiedereinschlafen bei nächtlichem Erwachen

Schlafstörungen sind weit verbreitet. In Europa, in den USA und Kanada sollen ca. 50 % der Bevölkerung über Schlafstörungen klagen. Zirka 15 % sollen an schweren chronischen Schlafstörungen leiden.

Die Einnahme von Schlafmitteln führt erstens keinen normalen Schlaf herbei, sondern einen narkotischen Zustand, zweitens haben die Schlafmittel ein hohes Suchtpotential und drittens können sie bei Dauereinnahme wirkungslos werden und sogar dauerhafte Schlafstörungen verursachen oder diese verstärken. Deshalb werden von verantwortungsvollen Ärzten nichtmedikamentöse Behandlungsformen vorgeschlagen.

1. **Einhalten eines regelmäßigen Schlaf-Wachrhythmus mit nahezu gleichen Zubettgehzeiten und Aufstehzeiten.**
2. **Schlafhygiene, die Maßnahmen umfasst, einen guten Schlaf herbeizuführen.**

Dabei sind einerseits Maßnahmen am Tage zu berücksichtigen, wie Stressabbau, Pausensystem und Relaxation. Andererseits sind für die Nacht die entsprechenden Maßnahmen zu realisieren, wie z.B. eine gute Matratze, gut gelüftete Zimmer, kein Lärm, kein Licht, kein Elektrosmog, kein voller Bauch, kein Alkohol, kein Nikotin und kein Koffein am Abend vor dem Schlafengehen.

Auch der Verzicht auf aufregende Fernsehsendungen gehört zur Schlafhygiene.

Förderlich für das Einschlafen und Durchschlafen kann das Visualisieren mit gut beherrschtem Atemrhythmus sein.

Die nächstfolgenden Visualisierungen sind auf einer CD aufgenommen, die als Anlage des Buchs: K. Hecht [2002]: Gut schlafen. Ullstein Verlag zu erhalten war. Leider ist das Buch vergriffen und wird nicht wieder aufgelegt.

Nachfolgend sind die Texte dieser Visualisierungen wiedergegeben, die helfen können, den Schlaf zu verbessern und das Einschlafen zu unterstützen.

## 8.1 Schöpferische Visualisierung zu Harmonisierung von Geist, Seele und Körper als Vorbereitung für einen guten Schlaf (am Tage durchzuführen)

In der folgenden Übung beschäftigen wir uns mit der schöpferischen Visualisierung von Geist, Seele und Körper als einer Voraussetzung für einen guten Schlaf. Das Motto lautet: „Wie man Geist und Seele „bettet“ so wird man schlafen.“

1

Sie haben sich alle Voraussetzungen geschaffen, um die Visualisierung ungestört durchzuführen. Sie haben das Telefon abgeschaltet, Familie oder Kollegen akzeptieren Ihre „heilige Zeit“ der schöpferischen Visualisierung. Sie haben eine dieser Übung angepasste Sitzgelegenheit vorbereitet. Ihre Kleidung sitzt Locker und drückt nicht. Der Magen ist nicht überfüllt. Sie können ruhig atmen.

Setzen Sie sich bitte bequem in einen Sessel oder auf einen bequemen Stuhl. Überprüfen Sie bitte, dass sie nicht verspannt sind, sondern Arm- Rumpf- und Beinmuskeln sich in einem lockeren Zustand befinden.

Schließen Sie jetzt die Augen und versuchen Sie tief zu atmen. Dabei legen Sie die Hände flach auf den Bauch oder auf die Brust. Verwenden Sie bitte die verbundene Atmung.

Einatmen – Ausatmen
Einatmen – Ausatmen

Das Atmen führen Sie bitte in der gleichen Weise durch, wie in den vorher beschriebenen Imaginationen (1-7).

Einatmen – Ausatmen
Einatmen – Ausatmen

- Schwingen Sie sich so auf diesen Rhythmus ein, dass Ihre Gedanken, Ihre Gefühle und Ihr ganzer Körper mitschwingen. Fühlen Sie sich dabei wie auf einer Gartenschaukel, auf der Sie in völliger Entspannung rhythmisch hin und her wiegen. Gehen Sie bitte in völlig entspanntem Zustand zur weichen Atmung über. Atmen Sie bitte ganz weich, durch die Nase.

Verbleiben Sie ca. zwei Minuten in diesem Zustand.

2

- Sie sind nun ganz entspannt und die Schwingungen des Atemrhythmus erfüllen Sie mit Wärme, innerer Harmonie, Glück und Wohlbefinden.
- Sie sind voller innerer Freude und Glück. Erinnern Sie sich bitte an glückliche Stunden in Ihrem Leben. Rufen Sie die glücklichen Stunden ins Gedächtnis und verharren Sie in diesem Glück und Wohlsein. Visualisieren Sie Erinnerungen an eine Lebenssituation, in der Sie sehr glücklich waren.

Verbleiben Sie ca. zwei Minuten in diesem Zustand.

- Nun stellen Sie sich die Sonne als Wärme- und Energiespender für Ihren Geist, Körper und für Ihre Seele vor. Mit jedem Atemzug werden Ihnen über die gleißenden Sonnenstrahlen Wohlbefinden und Energie zugeführt. Sie baden regelrecht in den gleißenden energiespendenden Sonnenstrahlen.

Verbleiben Sie ca. eine Minute in diesem Zustand.

3

- Die angenehme Wärme der Sonne versetzt Sie weiter in positive Gefühle, in Freude und Wohlbehagen. Die Sonne als stärkste Energiequelle unseres Lebens führt Ihnen über ihre gleißenden Strahlen mit jedem Atemzug Lebensenergie, Lebensfreude, Optimismus, Lebenskraft und Harmonie zu. So spüren Sie, wie sich Ihr Körper, Ihre Seele, Ihr Geist mit positiven Gefühlen, mit Lebensenergie und Lebensfreude füllt.

Verbleiben Sie ca. eine Minute in diesem Zustand.

- Visualisieren Sie intensiv und fühlen Sie, wie bei jedem Atemzug die Sonnenenergie mit gleißenden Strahlen in alle Ihre Körperorgane eindringt. Zuerst füllt sich die Lunge mit Lebensenergie, dann das Gehirn, das Herz, der Blutkreislauf, das Neurotransmittersystem, das Immunsystem, die Muskeln und die Verdauungsorgane. Sie fühlen sich ganz leicht und entspannt, lebensfroh und willensstark, energiegeladen und kräftig.

Verbleiben Sie ca. eine Minute in diesem Zustand.

- Visualisieren Sie mit Ihrer ganzen Vorstellungskraft, wie die Sonnenenergie als gleißende Strahlen mit jedem Atemzug in Ihre Zellen eindringt und dabei alle Zellen von Stresshormonen, Giftstoffen und Schlacken befreit werden und gleichzeitig mit Lebensenergie, mit Glückshormonen und mit immunstärkenden Stoffen angefüllt werden. Alle Zellen sind frei von Stresshormonen und voll gefüllt mit Glückshormonen und immunstärkenden Stoffen.

Verbleiben Sie ca. eine Minute in diesem Zustand.

- Erleben Sie das Auffüllen Ihres ganzen Körpers mit positiven Gefühlen. Empfinden Sie Freude, Glück, Frieden, Wohlbefinden, Harmonie und Zufriedenheit mit sich selbst, mit der Natur und mit der ganzen Welt. Genießen Sie bitte diesen Fluss von positiven Gefühlen und Lebensenergie, die wellenförmig mit jedem Atemzug in Sie eindringen. Fühlen Sie diese sanften Wellen der Lebensenergie, der Freude, des Glücks und des Wohlbefindens.

Verbleiben Sie ca. eine Minute in diesem Zustand.

4

- Genießen Sie die zuströmende Lebensenergie und das Anfüllen mit positiven Gefühlen. Baden Sie in dem Glück, welches Ihnen die gleißenden Strahlen des Lichts der Sonne mit jedem Atemzug zuführen.

Verbleiben Sie ca. eine Minute in diesem Zustand.

- Prägen Sie dieses Erleben fest in Ihr Gedächtnis ein. Fühlen Sie wie Ihr ganzes Glück, Ihre Lebensfreude, Lebensenergie und Lebenskraft im Gedächtnis für immer festgehalten wird. Prägen Sie sich dieses Erlebnis sehr stark ein.
- Visualisieren Sie sehr stark und prägen Sie sich dieses Erlebnis fest in Ihr Gedächtnis ein.

Verbleiben Sie ca. eine Minute in diesem Zustand.

Jetzt öffnen Sie langsam die Augen und kehren zur Tageswirklichkeit zurück. Erinnern Sie sich bitte noch einmal an die visualisierten Bilder.

Nun erheben Sie sich bitte und sprechen Sie laut:

Ich bin gesund!<br>
Ich bin glücklich!<br>
Ich bin stark!<br>
Ich bin jung!<br>
Ich bin schön!

Mit gestärkter Lebenskraft, mit positiven Gefühlen, locker, entspannt und gelassen wenden Sie sich nun mit hohem Selbstbewusstsein dem Alltagsleben zu.

Ich wünsche Ihnen einen schönen, erfolgreichen, sonnigen, frohen und harmonievollen Tag, an dem Sie mit Gelassenheit und Überlegenheit allen Schwierigkeiten trotzen. Heute Abend freuen Sie sich auf Ihr Kuschelbett. Sie werden einen gesunden Schlaf haben.

## 8.2 Schöpferische Visualisierung zur Harmonisierung von Geist, Seele und Körper – zum schnellen Einschlafen und zum Einschlafen bei Schlafstörungen

Mit der nächsten Übung nutzen wir die schöpferische Visualisierung zum Einschlafen bei Schlafstörungen. Das Motto lautet: Ein ruhiges Gewissen ist ein sanftes Ruhekissen.

Sie wissen, dass Sie über eine körpereigene Apotheke verfügen, in der sich Glückshormone und Schlafhormone befinden.

Mit dieser Visualisierung werden Sie sich der körpereigenen Apotheke bedienen.

Sie werden Glücks-, Schlaf- und Beruhigungshormone in Ihren Blutkreislauf und von da in die Hirnzellen bringen, wo sie wirken werden. Sie werden glücklich, ruhig und sanft damit einschlafen.

**Abbildung 59:**
Ein ruhiges Gewissen ist ein sanftes Ruhekissen
[Shutterstock]

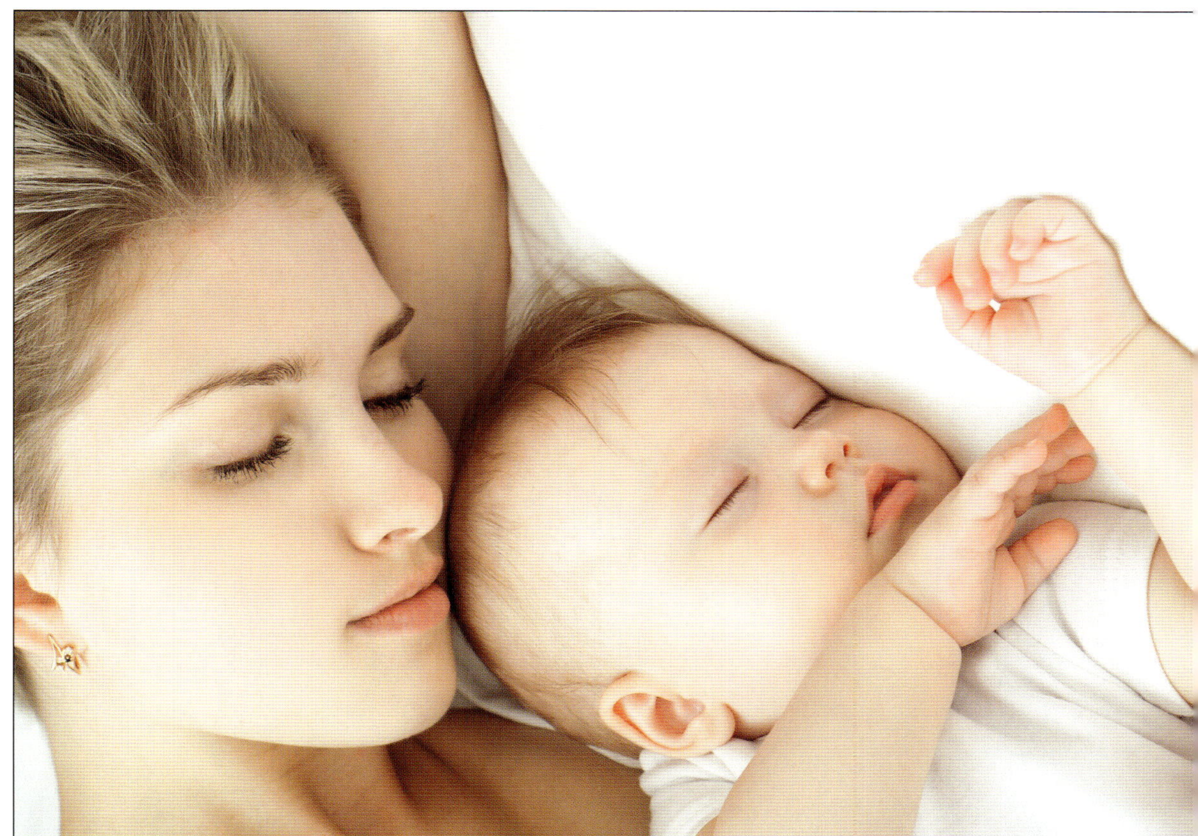

- Legen Sie sich in Ihr warmes Kuschelbett. Kuscheln aktiviert augenblicklich Glückshormone und führt diese zu den Hirnzellen.
- Schließen Sie bitte die Augen und visualisieren Sie das Kuscheln.

Verbleiben Sie ca. eine Minute in diesem Zustand.

Jetzt stellen Sie sich auf die tiefe Atmung ein. Verwenden Sie bitte die verbundene Atmung.

Einatmen – Ausatmen
Einatmen – Ausatmen

Einatmen – Ausatmen
Einatmen – Ausatmen

Das Atmen führen Sie so durch, wie in den vorstehenden Visualisierungen beschrieben.

- Schwingen Sie sich so auf diesen Rhythmus ein, dass Ihre Gedanken, Ihre Gefühle und Ihr ganzer Körper mitschwingen. Fühlen Sie sich dabei wie auf einer Gartenschaukel, auf der Sie in völliger Entspannung rhythmisch hin und her wiegen.

Verbleiben Sie ca. zwei Minuten in diesem Zustand.

- Gehen Sie bitte in völlig entspanntem Zustand zur weichen Atmung über. Atmen Sie bitte ganz weich, durch die Nase.

Verbleiben Sie ca. eine Minute in diesem Zustand.

- Sie sind nun ganz entspannt und die Schwingungen des Atemrhythmus erfüllen Sie mit Wärme, innerer Harmonie, Glück und Wohlbefinden. Sie fühlen wie die Glückshormone in Ihre Hirnzellen eindringen und wie Sie immer mehr durch innere Harmonie, Glück und Wohlbehagen angefüllt werden

Verbleiben Sie ca. eine Minute in diesem Zustand.

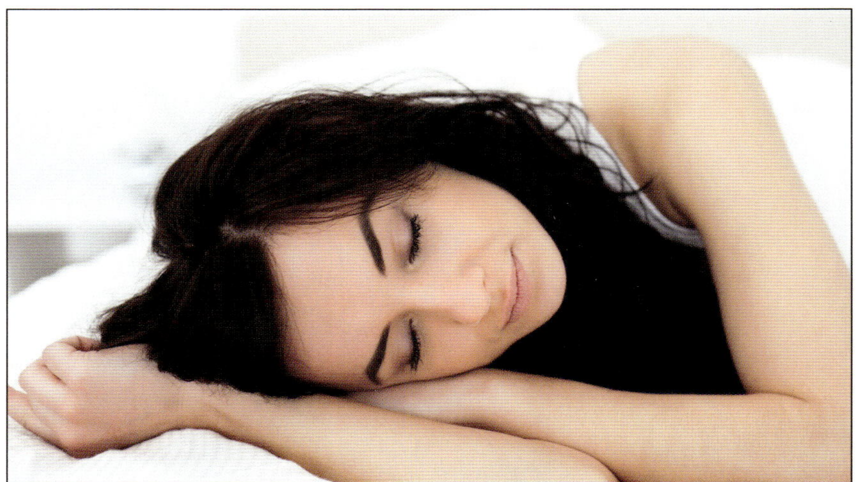

**Abbildung 60:** Das Kuschelbett bewirkt Wohlbefinden. Das Oxitocin, das beim Kuscheln entsteht, lässt Sie abschalten vom Alltagsstress und sanft einschlafen. [Shutterstock]

- Die innere Harmonie und Glück erfüllen Sie immer mehr. Ihre Hirnzellen nehmen mehr und mehr Glücksneurotransmitter auf.

Verbleiben Sie ca. eine Minute in diesem Zustand.

- Nun greifen Sie nach den Beruhigungs- und Schlafneurotransmitter Endovalium und Endorphin, die in Ihrer inneren Apotheke bereit stehen. Sie fühlen Beruhigung, Frieden, Zufriedenheit und innere Harmonie.

Verbleiben Sie ca. eine Minute in diesem Zustand.

- Die unversiegbare Quelle der Beruhigungs- und Schlafneurotransmitter sprudelt. Die Neurotransmitter fließen zu den Hirnzellen. Sie werden immer ruhiger, immer ruhiger.

Verbleiben Sie ca. eine Minute in diesem Zustand.

- Ihr Körper wird leicht und schwerelos. Frieden umgibt Sie und wohltuende innere Wärme strömt in Ihre Zellen.

Verbleiben Sie ca. eine Minute in diesem Zustand.

- Sie versinken langsam in den Schlaf. Ihre Denkvorgänge nehmen traumhafte Gestalt an. Sie schweben und versinken, erfüllt mit wohltuender innerer Wärme in den Schlaf.
- Immer mehr Schlaf- und Beruhigungsneurotransmitter füllen Ihre Hirnzellen an. Ihre Sinne schwinden. Sie tauchen ein in die selige Welt des Schlafs.
- Sie schweben und versinken in die glückselige Welt des Schlafs.

Gute Nacht! Schlafen Sie gut!

Für das Visualisieren zum Einschlafen ist vor allem das richtige Atmen wichtig.

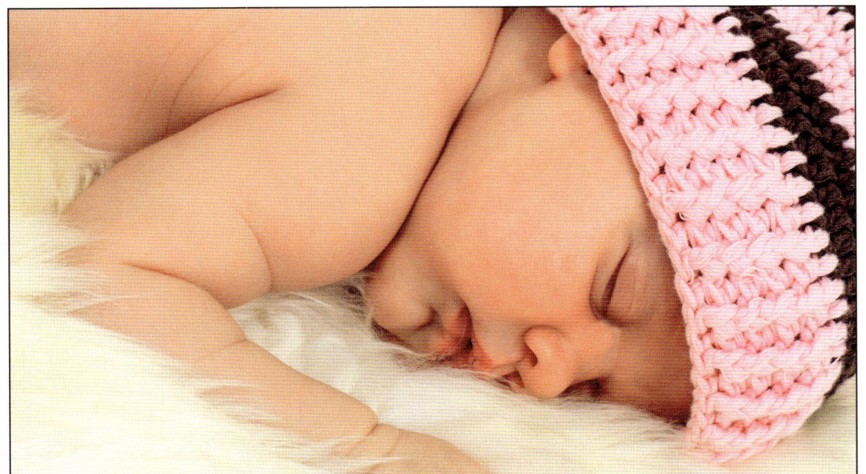

**Abbildung 61:** Regelmäßiger und erholsamer Schlaf im Kindesalter ist die Grundlage für gutes Schlafen in jedem weiteren Lebensalter.
[Shutterstock]

## 9. Das Hochgefühl des Fließens – höchste Form der emotionalen Steuerung

Mit der Visualisierung ist auch das Fließen unserer einheitlich verschmolzenen geistig-seelisch-körperlichen Prozesse als höchste Form der emotionellen Intelligenz, die höchste Form des emotionell gesteuerten Bewusstseins zu erreichen.

Das Fließen kann in jede Visualisierung integriert werden.

Was ist das Fließen?

Goleman beschreibt das Fließen als höchste Form der emotionalen Steuerung körperlicher und geistiger Prozesse mit höchster Konzentration. Mit dem Fließen von Geist und Körper schwebt der Mensch, fühlt sich leicht und ist glücklich. Mit dem Fließen vermag der Mensch geistige und körperliche Höchstleistungen zu vollbringen, wenn er das Fließen in seine Aktivität einbezieht. „Das Fließen ist ein Zustand der Selbstvergessenheit (das Gegenteil von Grübeln und Sorgen)". Beim Fließen gehen die Betreffenden in einen Zustand ein, dass sie jegliches Bewusstsein von sich selbst verlieren. Sie vergessen Alltagssorgen und gehen völlig in der vorliegenden Tätigkeit auf. „Erlebnisse des Fließen sind in diesem Sinne „ich-los", schreibt Goleman.

Beim Fließen haben die Betreffenden eine vorzügliche Kontrolle über das was sie tun. Ihre Reaktionen sind vollkommen. Wechselnden Anforderungen wird spielend entsprochen. Sie besitzen eine außerordentliche Freude am Tun mit einer hohen oder höchsten Motivation. Das Kennzeichen des Fließens ist der Ausdruck reinster Freude. Während dieses Fließens geht der Betreffende völlig in sich auf und schenkt der Aufgabe mit der er sich beschäftigt seine ungeteilte Aufmerksamkeit. „Der Aufgabe wird dermaßen Konzentration gewidmet, dass man nur noch den schmalen Wahrnehmungsbereich wahrnimmt, der mit der unmittelbaren Aufgabe zusammenhängt und „Räume und Zeit" vergisst" [Goleman 1996]. Während des Fließens ist die Aufmerksamkeit locker, entspannt und gleichzeitig hoch konzentriert. Goleman: „Das Fließen ist ein Zustand ohne störende Emotionen; das einzige, was man empfindet, ist ein unwiderstehliches, hochgradiges Gefühl milder Extase.

Das kann aber auch gestört werden, zum Beispiel wenn man sich diesen Umstand ins Bewusstsein ruft und denkt: Das geht aber gut. Ein einziger abweichender Gedanke stört die Konzentration und kann das Fließen unterbrechen. Wenn ich Bezug nehmen auf die Gefühle bei meiner konzentrierten Arbeit, die mit dem Fließen gleichzusetzen ist und ich während dieser Zeit einen Wechsel von Alpha- und Thetarhythmus messen kann, so ist festzustellen, dass sich das Gehirn in einem gelassenen Zustand zwischen Erregung und Hemmung befindet, einem Zustand, den die französischen Neurologen Jean Martin Carcot und sein Schüler Pierre Janat als Alltagstrance bezeichneten.

Diesen Zustand des Fließens können sogar ohne spezifische Visualisierungstechnik kreative Persönlichkeiten erreichen, zum Beispiel Wissenschaftler oder auch Sportler in den Langstreckendisziplinen (Laufen, Gehen, Wandern, Skilaufen, Rudern, Schwimmen, Radfahren). Offensichtlich werden während des Fließens Neurotransmitter wie Endorphine, Endovalium, Endopsychedelika und Oxytocin vermehrt in das Blut ausgeschüttet und an die entsprechenden Rezeptoren angebunden.

Ich persönlich erlebe das Fließen während meiner konzentrierten geistigen Tätigkeit bei wissenschaftlichen Arbeiten oder beim Wandern in der Natur, genauso wie beim bewussten Visualisieren, welches bei mir zu meiner Lebensweise seit meiner Kindheit gehört. Offensichtlich bin ich diesbezüglich eine Art Naturtalent. Manche haben mich auch öfter spöttisch als wandelnden Träumer bezeichnet. Diese wussten aber nicht, wie glücklich kreativ ich in diesem Zustand war und heute noch bin, weil ich mich in einer ganz anderen Welt befand und zwar von meiner Kindheit bis heute.

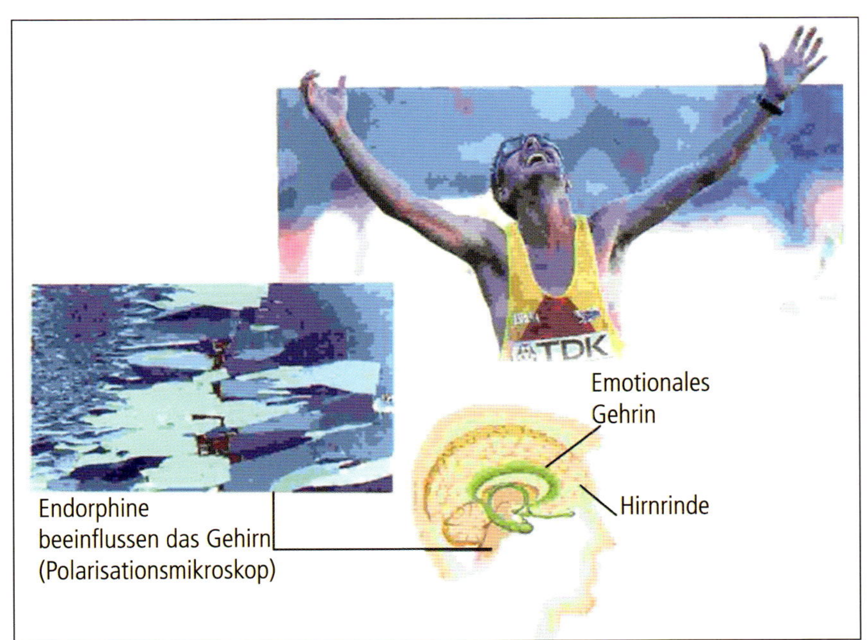


Abbildung 62:
Ein Marathonläufer im Zustand des emotionellen Fließens. Mikroskopisch wurde im Gehirn die Ausschüttung von Endorphinen nachgewiesen.
[Quelle: Adams et al. 1996]

# Schlussbetrachtung

„Wir haben uns eine Welt geschaffen, die für uns nicht geschaffen ist" stellte Martin Moore-Ede, Professor für Chronophysiologie an der berühmten Harvard-Universität fest. Dabei bezog er sich auf die 24-Stunden-Nonstop-Gesellschaft. Aber es gibt dazu noch weitere Faktoren, die den Menschen in der heutigen Industriegesellschaft und in den Megastädten so stark belasten, dass seine Gesundheit gefährdet wird:

- Elektrosmog [Hecht 2012]
- Chemikalien aller Art [Servan-Schreiber 2008]
- Lärm [Kaltenbach und Maschke 2011]
- soziale Unsicherheit
- Eurokriese
- ökologisch belastete Lebensmittel
- Lichtstress, Arbeitsplatzstress mit Mobbing
- Neurodoping
- Atomreaktorstrahlung
- Existenzangst.

Bei dieser Aufzählung wird mir häufig „Panikmache" vorgeworfen. Ich bin kein Panikmacher, ich bin ein realer Optimist, ich bin aber auch Arzt mit präventivem Denken und in Sorge um die Gesundheit der Menschen. Die mich kennen, wissen das. Wie berechtigt meine Sorge ist, wird nachstehend belegt.

Im ersten und noch mehr im zweiten Quartal 2012 war Burnout am Arbeitsplatz Topthema medizinischer Zeitschriften und auch der medizinischen Wissenschaftsseiten der schriftlichen Massenmedien und nicht zuletzt im Fernsehen.

Schlagzeilen wie folgende wurden angeführt: „Vom Burnout zur Depression", „Burnout am Arbeitsplatz", „Unkultur am Arbeitsplatz hemmt Leistung und Kreativität", „Zweidrittel der Deutschen sind mit ihrem Arbeitsplatz unzufrieden", „Was ist gegen stressinduzierte Denkblockaden zu tun?" Vielfach wird auch berichtet: psychische Erkrankungen sind im Anstieg begriffen. Das ist leider eine Tatsache. Beim Ausfall von Arbeitstagen stehen psychische Störungen in Deutschland an erster Stelle, vor den Tumorerkrankungen.

Wurde vor 50 Jahren noch von „Managerkrankheiten" gesprochen, wenn man Bezug auf den Herzinfarkt nahm, so sind heute vom Burnout und von Depressionen alle Schichten des Arbeitsprozesses betroffen; zum Beispiel Mitglieder des Aufsichtsrats, Geschäftsführer, Topmanager, Unternehmer, Beamte, Meister, Arbeiter, Hilfsarbeiter, Verkäufer, Polizisten, Lehrer (von denen ein großer Teil in Frührente gehen muss), Außendienstler von Versicherungen und Firmen, Berufssportler, Künstler und auch andere. Verlust der Kreativität und Motivation, Unsicherheit und Hilflosigkeit werden als Symptome angegeben. Auch Mobbing am Arbeitsplatz ist verbreitet. Der 100. deutsche Ärztetag (2004) beschäftigte sich mit diesem Problem.

In einem Kommentar im Deutschen Ärzteblatt [108/16/2011, S. C 723] forderte Dr. Jörg Hölzinger, Mitglied des Ausschusses für Menschenrechte der Ärztekammer Berlin, dass sich Ärzte bemühen sollten wirksam zu werden, damit das wichtigste, 1948 von der UNO beschlossene Menschenrecht, nämlich das Recht auf Gesundheit, in der Arbeitswelt respektiert wird (siehe auch Hölzinger 2012).

Als gesundheitsstörende bzw. gesundheitsschädigende Faktoren werden in den verschiedenen einschlägigen Artikeln vor allem Angst, Leistungsdruck, Destruktivität, Misstrauen, Geldgier, Mobbing, Arbeitsunkultur, Neid und andere genannt. Das führt zur Selbstverleumdung, zu unmotivierten Reaktionen, Pessimismus und Depressionen, also zum Burnout. Immer mehr im Arbeitsprozess stehende Menschen greifen zu Dopingmitteln (Neurodoping), um sich leistungsmäßig „über Wasser zu halten". Die Wirkung ist aber nur vorübergehend, denn dann folgt mit Sicherheit der „Burnout".

Alles das sind Folgen der in der Gesellschaft herrschenden Diktatur der Ökonomie und des Geldes, die kaltblütig herrschen und durch die Weltwirtschaftskrise und Eurokrise noch verstärkt werden. Ökonomie geht vor Gesundheit, d.h. Vor dem wichtigsten Menschenrecht. Die Menschheit lebt um zu überleben und nicht, wie es sein sollte, um menschlich zu leben.

Können wir unser Leben ändern? Ist es möglich aus der stressenden gesellschaftlichen „Zwangsjacke" herauszukommen? Ich beantworte die Frage mit einem überzeugenden „ja". Wenn sich nicht nur einzelne darum bemühen, sondern viele Menschen, dann können wir auch die gesellschaftlichen Verhältnisse verändern. Die diesbezüglichen Reserven des Menschen sind unermesslich. Wir müssen sie nur aktivieren.

Wir sollten auch mehr die Psychohygiene pflegen. Das ist die Hygiene der geistig-emotionellen Prozesse. Sie verdient mindestens die gleiche Aufmerksamkeit im täglichen Leben wie die Körperhygiene. Dazu gehört unter anderem Optimismus, Kreativität, Empathie, Toleranz, innerer Frieden, Zufriedenheit, Gelassenheit und Achtsamkeit zu entwickeln.

Dabei kann vor allem das ganzheitlich ausgelegte Visualisieren nicht nur gesundheitsförderlich sein, sondern völlig neue Lebensqualitäten hervorrufen.

Das hat Dr. Jon Kabat-Zinn mit seinem Buch „Zur Besinnung kommen: Die Weisheit der Sinne und der Sinn der Achtsamkeit in einer aus den Fugen geratenen Welt", der in gleicher Weise wie ich beabsichtigt den Menschen unseres Planten zu zeigen, wie man zu einer völlig neuen Lebensqualität durch das Visualisieren kommen kann.

Als Achtsamkeit wird eine aus meditativen Traditionen stammende, spezifische Aufmerksamkeitslenkung bezeichnet, mit der auf die Wahrnehmung psychophysiologischer Vorgänge im Inneren des Menschen orientiert wird, zum Beispiel, so wie ich das wiederholt betont habe, auf das rhythmische Atmen, bei dem die Aufmerksamkeit über einen längeren Zeitraum auf das körperliche, schwingende Erleben des Rhythmus des Atmens gelenkt wird. Oder wie bei der Visualisierung, bei der man sich funktionelle Abläufe mit hoch konzentrierter Aufmerksamkeit bzw. Konzentration visuell vorstellt und positiv emotional erlebt. Anders ausgedrückt: Mit der Visualisierung und ihren Elementen wie Atmen, Relaxation, Meditation, visuelles Erleben, fantasievolle Bilder orientieren wir uns auf unsere innere sinnliche Wahrnehmung. Die heutige Menschheit ist aber größtenteils außenweltwahrnehmungsabhängig und vernachlässigt mangels entsprechender Kenntnisse sträflich die innere Wahrnehmung. Das führt zu einer Überlastung der äußeren Wahrnehmung, insbesondere zur Überlastung der linken Hirnhälfte und wird zur Basis von Burnout und chronischen Erkrankungen.

Mit diesem Buch, beabsichtigte ich zu zeigen, dass wir unbedingt unsere innere Wahrnehmung entwickeln müssen. Diese gestattet uns unser Leben unabhängig von der Außenwelt zu gestalten und zu erleben. Der Psychologe Frank Kinslow [2011] bezeichnete diesen Zustand als „Eugefühle", die von Freude, Glückseligkeit, Liebe, Harmonie und innerem Frieden erfüllt sind. Mit der Visualisierung vermögen wir auch bei schwersten Erkrankungen unsere Selbstheiler zu finden und zu stimulieren. Schließlich führt die Visualisierung uns zur Gelassenheit, die uns frei macht von allen negativ-emotionellen Zwängen und Stimulatoren, die Angst, Ärger, Wut, Zorn, Hilflosigkeit, Unzufriedenheit und Pessimismus auslösen.

Deshalb betrachte ich die Visualisierung nicht nur als ein medizinisch-psychologisches Heilverfahren, sondern als einen Bestandteil der Wahrnehmung des Menschen, als **Wahrnehmung der Stimme der „Seele"**.

Das können wir aber umso besser, wenn wir mehr Zeit für unser inneres Erleben aufbringen.

Wenn Sie durch Visualisierung und Psychohygiene das erreichen, was auf der folgenden Karikatur dargestellt wird, dann werden Ihnen nicht nur die vielen Umweltfaktoren nichts antun, sondern Sie werden auf alle negativen Einflüsse aller Art gelassen reagieren und Ihr inneres Glück, Ihre innere Freude, Ihren inneren Frieden selbstbewusst bewahren. Sie werden immer optimistisch und zufrieden sein und den Stress abwenden können, wie ein Blitzableiter die kosmische Elektrizität.

Wenn alle Menschen begriffen haben, welche Energien in ihrem Geist und ihren positiven Emotionen enthalten sind, werden sie immer voller Gelassenheit, Liebe, Gesundheit sein und hohe Lebensenergie erleben.

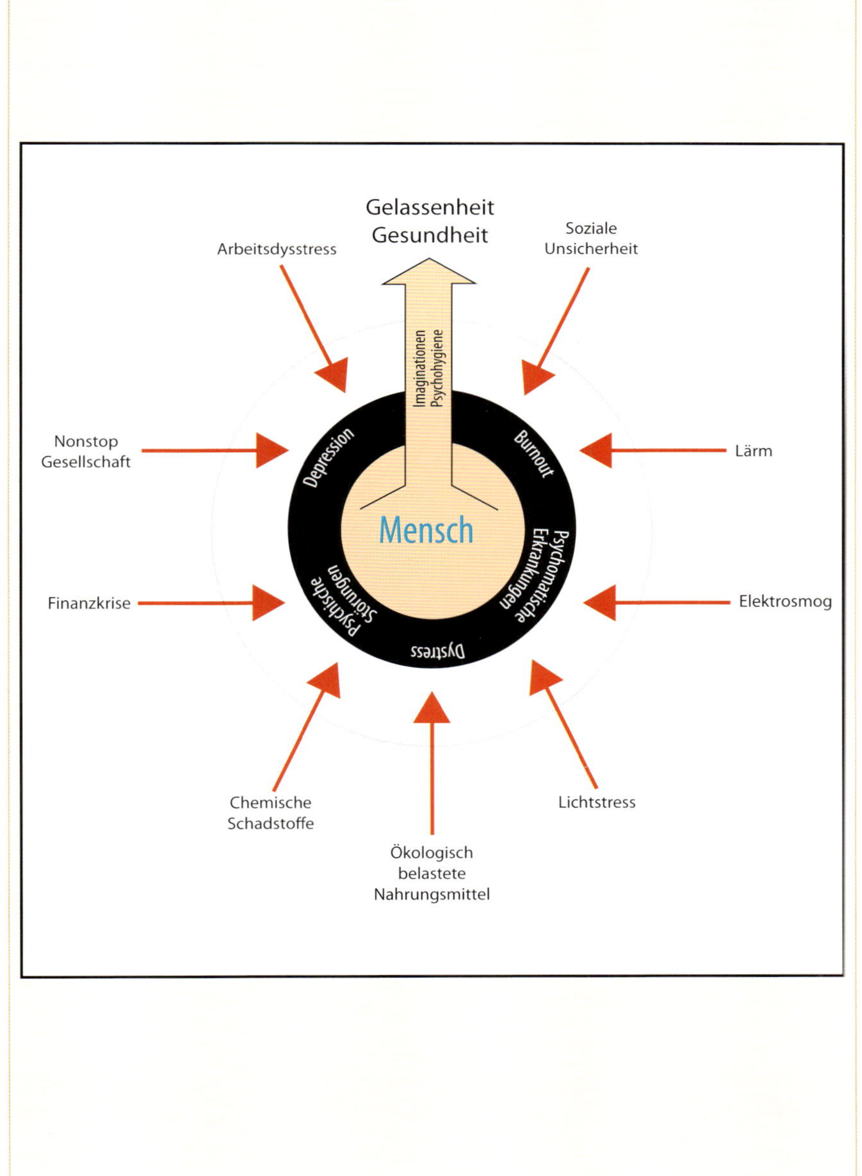


**Abbildung 63:**
Imaginationen und Psychohygiene gewährleisten in einer aus den „Fugen geratenen Welt“ [Kabat-Zinn 2008]
Gesundsein und Gelassenheit und ein Ausbrechen aus den Zwängen der stressenden, nach außen orientierten Gesellschaft

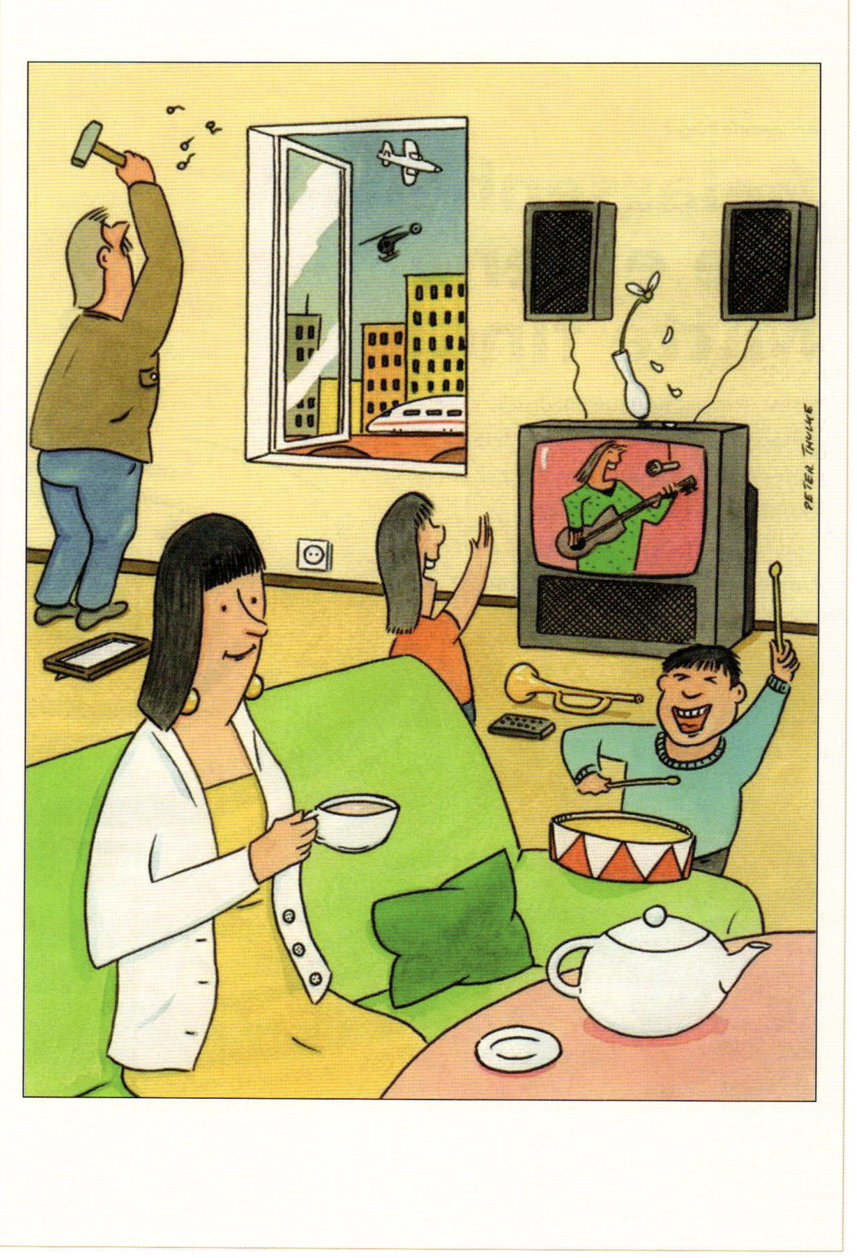


**Abbildung 64:**
Gelassenheit in jeder Situation als Ergebnis der Visualisierung
(Psychologie Heute, August 2004, S. 19)

# Literaturverzeichnis


**Adams, A.; A. Baldszuhn, F. Hohlfeld; N. Rupp; C. Troebs** (1996): Wunderwerk Mensch. Verlag das Beste, Stuttgart, Zürich, Wien, 400 Seiten ISBN 3870706414

**Amour, J. A.; G. C. Kember** (2004): Cardiac Sensory Neurons. New York Oxford University Press

**Anochin, P. K.** (1967): Das funktionelle System als Grundlage der physiologischen Architektur des Verhaltensaktes. Abh. aus dem Gebiet der Hirnforschung und Verhaltensphysiologie. VEB G. Fischer Verlag, Jena, Bd. 1, S. 56

**Barasch, M. I.** (1996): Ich suchte meine Seele und wurde gesund – Heilung als Reise nach Innen. Scherz Verlag, Bern, München, Berlin

**Becker, R. O.** (1994): Heilkraft und Gefahren der Elektrizität. Scherz Verlag – Neue Wissenschaft, Bern, München, Wien (Übersetzung aus dem Englischen)

**Becker, R. O.; A. A. Marino** (1962): Electromagnetism and Life. State University of New York Press, Albany New York

**Benson, H.** (1997): Heilung durch Glauben. Die Beweise. Selbstheilung in der neuen Medizin. Heyne Verlag, München

**Bilz, A.** (1996): Goldene Lebensregeln. 2. Auflage, Bio Rittergut Rittmeyer Verlag

**Birbaumer, N.; R. R. Schmidt** (1996): Biologische Psychologie. Springer Verlag, Berlin, Heidelberg u.a. Bischof, M. (1995): Licht in unseren Zellen. Verlag Zweitausendeins. Frankfurt

**Carlisle, E. M.** (1986a): Silicon in Animal Tissues and Fluids. Academic Press. Inc. New York

**Carlisle, E. M.** (1986b): Silicon as an essential trace element in animal nutrition. In: Ciba Foundation Symp. 121: Silicon biochemistry., John Wiley u. Sons, Chichester u.a., S. 123-139

**Carter, R.** (2009): Das Gehirn. Dorling Kindersley (DK), London, New York, Melbourne, München, Delhi, 256 Seiten ISBN 9783831017300

**Cohen, D.** (1969): Detection and analysis of magnetfields produced by bioelectric currents in humans. Journal of Applied Physes 40/3, S. 1046-1048

**Cramer F.** (2000): Interview: Wir haben in der Genforschung einen falschen Ansatz. Psychologie Heute 9/2000, S. 28-32

**Frasure-Smith, N.; F. Lesperance** (2003): Depression and other psychological risks following myocardial infarction. Arch Gen Psychiatry 60, S. 627-632

**Gawler, I.** (2001): You can conquer cancer – preventior and treatment. (Deutsche bearbeitete Ausgabe einer früheren Auflae: Krebs – ein Signal der Seele? Vorbeugen und Heilen ist möglich. Erd, München 1985

**Gershon, M. D.** (1999): The enteric nervours system: a “second brain”. Hospital Practice (Office Edition) 34/7, S. 5-8, 31-32, 41-42

**Goleman, D.** (1996): Emotionale Intelligenz. Carl Hanser Verlag, München, Wien

**Günther, S. H.; G. Götting** (2005): Was heißt Ehrfurcht vor dem Leben? Begegnung mit Albert Schweitzer. Verlag Neues Leben, Berlin

**Hecht, K.** (1993): Besser schlafen, schöner träumen. ECON Taschenbuchverlag Düsseldorf, Wien, 288 Seiten ISBN 3-612-20479-3

**Hecht, K.** (2002): Gut Schlafen. Ullstein-Bild, Berlin (CD mit Anleitung zum meditativen Atmen, Atmung zum Stressabbau) ISBN 3-548-42064-8

**Hecht, K.** (2010): Anregungen zum neuen Denken in der Krebsphilosophie und Krebstherapie. Spurbuchverlag, Baunach ISBN 978-3-88778-337-2

**Hecht, K.** (2012): Zu den Folgen der Langzeitwirkungen von Elektrosmog. Schriftenreihe der Kompetenzinitiative zum Schutz von Mensch, Umwelt und Demokratie. Heft 6

**Hecht, K.; H.-P. Scherf** (2012): Richtiger Umgang mit niedrigem und hohem Blutdruck. Spurbuchverlag, Baunach, 134 Seiten ISBN 978-3-88778-364-8

**Heine, H.** (1991): Lehrbuch der biologischen Medizin. Hippokrates, Stuttgart

**Hölzinger, J.** (2011): Krankmachende Arbeitsumwelt. Deutsches Ärzteblatt 108/16, S. C 723

**Hölzinger, J.** (2012): Die Arbeitswelt ist krank. Berliner Ärzte 2, S. 11

**Hufeland, Ch. W.** (1860): Makrobiotik, oder die Kunst, das menschliche Leben zu verlängern. Verlag von Georg Reimer Berlin

**Hüther, G.** (1999): Die Liebe ist ein Naturgesetz, das Gehirn ein Sozialorgan. Publik-Forum Nr. 18, S. 19-20

**Hüther, G.** (2004): Die Macht der inneren Bilder. Wie Visionen das Gehirn, den Menschen und die Welt verändern. Vandenhoeck & Ruprecht, Göttingen, 137 Seiten

**Jasmuheen** (2000): In Resonanz. Das Geheimnis der richtigen Schwingung. Koha-Verlag, Burgrain

**Kabat-Zinn, J.** (2008): Zur Besinnung kommen: Die Weisheit der Sinne und der Sinn der Achtsamkeit in einer aus den Fugen geratenen Welt. Arbor Verlag, Freiamt, Schwarzwald

**Kaltenbach, M.; Chr. Maschke** (2011): Nächtlicher Fluglärm: Er macht doch krank. Deutsches Ärzteblatt 108/43, S. C1889

**Kinslow, F.** (2011): Quantenheilung. VAK Verlags GmbH, Kirchzarten bei Freiburg

**Kofler, W.** (2001): Emotioneller Stress unter dem Aspekt des Modells der „Kybernetischen evolutionären Sozialmedizin" (KES). In: K. Hecht, H.-P. Scherf, O. König (Hrsg.): Emotioneller Stress durch Überforderung und Unterforderung. Schibri-Verlag, Berlin, Milow, S. 525-575

**Marino, A. A.** (1988): Modern Bioelectricity. Marcel Dekker, New York

**Menkhoff, I.** (2007): Die Welt der Optimisten. Illusionen-Paragon Books, Indonesia

**Noris, P.; G. Porter** (1987): I Choose Life. Walpole N. H. Stillpoint Publishing

**Ornish, D.; G. Weidner; W. R. Fair et al.** (2005): Intensive lifestyle changes may affect the progression of prostate cancer. Journal of Urology 174 (3), S. 1065-1069, Diskussion 9-70

**Pert, C. B.** (2007): Moleküle der Gefühle. Körper, Geist und Emotionen. Rowohlt Taschenbuch, Verl. Reinbeck

**Popp, F. A.** (1984): Biologie des Lichts. Verlag Paul Parey, Berlin, Hamburg

**Servan-Schreiber, D.** (2006): Die neue Medizin der Emotionen. Goldmann, München

**Servan-Schreiber, D.** (2008): Das Antikrebsbuch. Kapitel 9: Antikrebspsyche, Kapitel 10: Der Angst die Spitze nehmen. Verlag Antje Kunstmann, München

**Simonton, O. C.; St. M. Simonton; J. Creighton** (1994): Wieder gesund werden. Eine Anleitung zur Aktivierung der Selbstheilungskräfte für Krebspatienten und ihre Angehörigen. Rowohlt-Sachbuch, Reinbeck bei Hamburg

**Spiegel, D.; J. R. Bloom; I. Yalom** (1981): Group support for patients with metaqstatic cancer. A randomized outcome Study. Archieves of General Psychiatry 38 (5), S. 527-533

**Stenzl, D.** (2007): Sicht – Quelle des Lebens und der Liebe. Verlag Via Nova, Petersberg

**Sternbach, R. A.; B. Tursky** (1965): Ethnic differences among housewifes in psychophysical responses to electric shocl. Psychophysiology 1, S. 241-246

**Traue, H. C.** (1998): Emotion und Gesundheit. Die psychobiologische Regulation durch Hemmungen. Spektrum, Akademischer Verlag, Heidelberg, Berlin

**von Uexküll, Th.; W. Wesiak** (1990): Wissenschaftstheorie und Psychosomatische Medizin. Ein biopsychosoziales Modell. In: Th. von Uexküll: Psychosomatische Medizin, Urban Schwarzenberg, München, Wien, Balitmore, S. 5-38

**Warnke, U.** (2011): Quentenphilosophie und Spiritualität. Der Schlüssel zu den Geheimnissen des menschlichen Seins. Scorpio Verlag, München, 280 Seiten ISBN 978-3-942166-17-1

**Weiss, H.** (1991): Umwelt und Magnetismus. Deutscher Verlag der Wissenschaften, Berlin

**Zehentbauer, J.** (2000): Körpereigene Drogen. Die ungenutzten Fähigkeiten unseres Gehirns. 8. Auflage, Artenis und Winkler, München, Zürich